Frank Schulz-Nieswandt, Clarissa Kurscheid

Integrationsversorgung

Anthropologisch orientierte Forschung zur Sozialpolitik im Lebenszyklus

herausgegeben von

Prof. Dr. Frank Schulz-Nieswandt

(Seminar für Sozialpolitik, Universität zu Köln)

Band 2

LIT

Frank Schulz-Nieswandt, Clarissa Kurscheid

INTEGRATIONSVERSORGUNG

Eine Einführung für die gesundheitsökonomische, pflegewissenschaftliche und sozialpolitische Ausbildung

LIT

Bibliografische Information Der Deutschen Bibliothek
Die Deutsche Bibliothek verzeichnet diese Publikation in der Deutschen Nationalbibliografie; detaillierte bibliografische Daten sind im Internet über http://dnb.ddb.de abrufbar.

ISBN 3-8258-7883-x

© LIT VERLAG Münster 2004
Grevener Str./Fresnostr. 2   48159 Münster
Tel. 0251–23 50 91   Fax 0251–23 19 72
e-Mail: lit@lit-verlag.de   http://www.lit-verlag.de

Inhalt

Verzeichnis der Schaubilder VII

Abkürzungsverzeichnis IX

Vorbemerkungen 1

Literatur 3

Architektur dieser Arbeit: Die Themenkreise in ihrem
Zusammenhang 5

Literatur 11

I. **Kulturelle Ökonomik des Alterns** 13
   1. Anthropologie 13
   2. Altern in einem Wohlfahrtsstaat: die personale Geschehensordnung 27
   3. Grundstrukturen des Problemfeldes 28
   4. Die gesundheitliche und pflegerische Versorgung 33
   5. Kollektives Nachhaltigkeitsdenken und Prävention im
      personalen Lebenslauf 35
   6. Soziale Akzeptanz des Sozialstaates 38
   7. Das Problem in naher Zukunft 40

   Literatur 41

II. **Geriatrische Rehabilitation, Integrationsversorgung,
    Kommunikative Medizin** 47
    1. Einleitung 47
    2. Zur Effektivität und Effizienz des derzeitigen bundesdeutschen
       Gesundheitswesens 49
    3. Stationäre Akutmedizin unter dem DRG-Regime:
       Folgen für die Integrationsproblematik 53
    4. Integrierte Versorgung basiert auf einer kommunikativen
       Medizin 59

5. Modernisierung des Vertragssystems und die neueste
   Gesundheitssystemmodernisierungsgesetzgebung ... 66

Literatur ... 72

III. Die Entwicklung der Altenpflege im gesamtgesellschaftlichen Kontext ... 81
1. Zum Entwicklungsstand der Altenpflege ... 81
2. Der Zusammenhang von Alter und Gesundheit ... 85
3. Die Problematik der Prävention im Lebenslauf ... 86
4. Gesellschaftliche Kontroversen über Systemfinanzierung, Wohlfahrtsmix und Generationenbeziehungen ... 88
5. Die Problematik der Altenpflege im Rahmen der Versorgungskette ... 95
6. Die Reformanforderungen an das SGB XI ... 101
7. Das Problem der älter werdenden geistig oder mehrfach behinderten Menschen ... 103
8. Zentrale Problemkreise und Zukunftsfragen: Abgabenbelastungen und Daseinskompetenzen ... 106
9. Was ist mit Blick auf die Zukunft zu sagen? ... 107

Literatur ... 109

IV. Rückblick und Ausblick auf eine Ethnologie der Medizin und Pflege ... 115
1. Rückblick ... 115
2. Ausblick ... 119
3. Der „cultural turn" in der Sozialpolitikforschung ... 129

Literatur ... 133

Verzeichnis wichtigster Internetquellen zum empirischstatistischen Material ... 135

Stichwortverzeichnis ... 137

Verzeichnis der Schaubilder

Schaubild 1: Das Gefüge der Kapitel und die Themenkreise 6

Schaubild 2: Wandel im Altersaufbau der Bevölkerung 7

Schaubild 3: Generationen im Austausch 8

Schaubild 4: Nachhaltige soziale Sicherung zwischen kultureller Einbettung und sozialem Wandel 21

Schaubild 5: Archetypische Figur der Vergreisung 23

Schaubild 6: Setting-Ansatz in Prävention und Gesundheitsförderung 37

Schaubild 7: Strukturanalyse des Gesundheitswesens 51

Schaubild 8: Versorgungsmanagement unter DRG-Bedingungen 55

Schaubild 9a: Szenarien der Integration von Akutmedizin, Rehabilitation und Pflege im SGB V-Feld 56

Schaubild 9b: Szenarien der Integration von Akutmedizin, Rehabilitation und Pflege im SGB XI-Feld 57

Schaubild 10: Prozess-induzierte Ergebnisse 60

Schaubild 11: Determinanten der kommunikativen Medizin 63

Schaubild 12: Differentielles Altern, Versorgungslagen und Ressourcen 82

Schaubild 13: Verknüpfung zentraler Themenkreise 116

Schaubild 14: Gesundheitskostenniveau, Integrationsinvestitionen und Qualitätsniveau 121

Schaubild 15: Gesellschaft als Form und Formen der Gesellschaft 123

Schaubild 16a: Gesundheitswesen als polyvalentes Funktionssystem: Grundstruktur 125

Schaubild 16b: Gesundheitswesen als polyvalentes Funktionssystem: Stil der integrierten Versorgung.. 126

Schaubild 16c: Gesundheitswesen als polyvalentes Funktionssystem: Überwindung des hierarchisch-fragmentierten Paternalismus 128

Abkürzungsverzeichnis

AKV:	Allgemeine Krankenversicherung
BASE:	Berliner Altersstudie
BIP:	Bruttoinlandsprodukt
BMAS:	Bundesministerium für Arbeit und Sozialordnung
BMFSFJ:	Bundesministerium für Familie, Senioren, Frauen und Jugend
BMGS:	Bundesministerium für Gesundheit und soziale Sicherung
BOLSA:	Bonner Gerontologische Studie des Alterns
BSHG:	Bundessozialhilfegesetz
DGGG:	Deutsche Gesellschaft für Gerontologie und Geriatrie
DMP(s):	Disease Management Programme
GATS:	General Agrement of Trade in Services
(G-) DRG(s):	(German) Diagnosis Related Groups
EU:	Europäische Union
FPÄndG:	Fallpauschalenänderungsgesetz
GG:	Grundgesetz
GKV:	Gesetzliche Krankenversicherung
GMG – erster Entwurf:	Gesundheitssystemmodernisierungsgesetz
GMG:	GKV-Modernisierungsgesetz
GRV:	Gesetzliche Rentenversicherung

GWB:	Gesetz gegen Wettbewerbsbeschränkungen
HbL i.E.:	Hilfe in besonderen Lebenslagen in Einrichtungen
HlU:	Hilfe zum laufenden Lebensunterhalt
HVM:	Honorarverteilungsmaßstab
ILSE:	Interdisziplinäre Längsschnittstudie des Erwachsenenalters
K(B)V:	Kassenärztliche (Bundes)Vereinigung
MDK:	Medizinischer Dienst der Krankenkassen
OASIS:	Studie "Old Age and Autonomy: The Role of Service Systems and Intergenerational Family Solidarity"
ÖGD:	Öffentlicher Gesundheitsdienst
PKV:	Private Krankenversicherung
RSA:	Risikostrukturausgleich
SDM:	Shared Decison-Making
SGB:	Sozialgesetzbuch
SOEP:	Sozioökonomisches Panel
SVR:	Sachverständigenrat zur Begutachtung der gesamtwirtschaftlichen Entwicklung
SVR KAiG:	Sachverständigenrat für die Konzertierte Aktion im Gesundheitswesen
UWG:	Gesetz gegen den unlauteren Wettbewerb
VGR:	Volkswirtschaftliche Gesamtrechnung

Vorbemerkungen

Das nachfolgende Manuskript erweitert und ersetzt das auf der Homepage der Universität Köln bislang zur Verfügung gestellte Manuskript „Grundzüge der Alterssozialpolitik und der integrierten Versorgung"[1] und dient damit (neben Schulz-Nieswandt 2003) der Examensvorbereitung in der Fachprüfung I im Pflichtfach Sozialpolitik im gesundheitsökonomischen Studiengang[2] und zugleich (neben Schulz-Nieswandt 2004) der Examensvorbereitung im Wahlpflichtfach Sozialpolitik (hier Bereich II: Theorie und Praxis sozialer Sicherung) in verschiedenen Studiengängen der Wirtschafts- und Sozialwissenschaftlichen Fakultät der Universität zu Köln.[3] Hinzu kommt nunmehr noch das Wahlpflichtfach „Gesundheitswesen: Politik und Management". Bedarf besteht an einer solchen Einführung auch aus den Erfahrungen, die der Verfasser im Rahmen von Lehraufträgen, die mit Prüfungsverpflichtungen verbunden sind, an der Universität Heidelberg, der Universität Bonn, der Katholischen Fachhochschule Freiburg, der VWA Düsseldorf und der KBV-Akademie sammelt.

Verwendungskontext

Dass das oben genannte Manuskript „Grundzüge der Alterssozialpolitik und der integrierten Versorgung" nicht mehr hinreichend ist, liegt zum einen vor allem daran, dass die weitere rasant fortschreitende Gesetzgebung eine größere Überarbeitung erforderlich machte und zum anderen auch daran, dass die dort diskutierten Hypothesen über DRGs und Integrationsversorgung nunmehr bereits als Publikationen verfügbar geworden sind (Schulz - Nieswandt 2003a und

---

[1] Zu beachten sind ferner die – gleichnamige – Schaubildsammlung sowie der entsprechende Textkommentar.
[2] Dabei kommt ein gerontologischer Blickwinkel zur Wirkung. Als Einführung in die Gerontologie vgl. auch Wahl & Heyl 2004.
[3] Vgl. auch die Schaubildsammlung „Systematik und Stoffgebiete der Sozialpolitikveranstaltungen" auf der Homepage der Universität Köln unter www.uni-koeln.de /wiso-fak/ soposem/ snw/ startseite. shtml.

2003b sowie Wasem, Kleinow & Schulz- Nieswandt 2002). Auch andere Abschnitte sind nunmehr in Publikationen eingeflossen (etwa Schulz-Nieswandt 2003; ders. 2002). Eine Fülle hier relevanter Literatur ist in Schulz-Nieswandt (2004) aufgenommen worden.

anthropologische Forschungslogik

Reziprozitätsökonomik

Auch die Forschungslogik einer historisch und kulturell orientierten anthropologischen Analyse sozialpolitischer Problemkreise ist an anderer Stelle dargelegt worden (Schulz-Nieswandt 2003c).[4] Das Konzept einer kulturellen Ökonomik wird im Verlauf der Darstellung entfaltet. Es basiert auf der Annahme der kulturellen Einbettung wirtschaftlichen Handelns. Anthropologischer Strukturkern aller Tauschrelationen ist der Gabemechanismus, also ein System des Geben und Nehmens, der die Gesellschaft als Generationenzusammenhang und genauso als Reziprozitätsökonomik verstehen lässt.

---

[4] Durch die kulturanthropologischen und tiefenpsychologischen sowie figurationssoziologischen Perspektiven wird auch die kritische Abgrenzung zur (konstitutionellen) Institutionenökonomie deutlich: Schulz-Nieswandt 2003d.

Literatur

Schulz-Nieswandt, F. (2002). Medizinischer Fortschritt und die Versicherungsfähigkeit. In Möller, P.-A. (Hrsg.). Heilkunst, Ethos und die Evidenz der Basis. Frankfurt am Main: Lang, 165-185

Schulz-Nieswandt, F. (2003). Strukturelemente einer Ethnologie der medizinischpflegerischen Behandlungs- und Versorgungspraxis. Weiden-Regensburg: Eurotrans Verlag

Schulz-Nieswandt, F. (2003a). Sicherung der Dienstleistungsqualität des Krankenhauses für ältere und alte Menschen durch integrierte Versorgung auf der Grundlage der DRG-Finanzierung. In Büssing, A. & Glaser, J. (Hrsg.). Dienstleistungsqualität und Qualität des Arbeitslebens im Krankenhaus. Göttingen u.a. Hogrefe, 57-75

Schulz-Nieswandt, F. (2003b). Die Zukunft der Altenpflege im Strukturwandel des Gesundheitswesens. In Berghaus, H.C., Bermond, H. & Knipschild, M. (Hrsg.). Pflegestandards – Und wo bleibt der Mensch? KDA – Thema Nr. 183. Köln: KDA

Schulz-Nieswandt, F. (2003c). Herrschaft und Genossenschaft. Zur Anthropologie elementarer Formen sozialer Politik und der Gesellung auf historischer Grundlage. Berlin: Duncker&Humblot

Schulz-Nieswandt, F. (2003d). Sozialpolitik als Bildung von Regeln – Gesellschaft als Spiel der Kooperationsgewinne. Wertfreie Ökonomie als Ende wertorientierter politischer Auseinandersetzungen? Jahrbücher für Nationalökonomie und Statistik 223 (5), 623-630

Schulz-Nieswandt, F. (2004). Geschlechterverhältnisse, die Rechte der Kinder und Familienpolitik in der Erwerbsarbeitsgesellschaft. Hamburg: Lit Verlag

Wahl, H.W. & Heyl, V. (2004). Grundriss der Gerontologie. Bd. 1: Gerontologie. Einführung und Geschichte. Stuttgart u.a.: Kohlhammer

Wasem, J., Kleinow, R. & Schulz-Nieswandt, F. (2002). Fallpauschalen in der Geriatrie? Zeitschrift für Sozialreform 48 (2), 201-211

Altenpflege

Architektur dieser Arbeit:
Die Themenkreise in ihrem Zusammenhang

Das nachfolgende Schaubild 1 soll erläutern, wie die vorliegende Einführung aufgebaut ist.

Die Einführung umfasst drei Hauptkapitel (I, II und III). Diese Kapitel analysieren in dichter Weise drei Themenkreise[5], wobei es zu thematischen Schnittflächen kommt, die als produktive Verknüpfungen der Themenkreise zu verstehen sind. Der erste Themenkreis (Kapitel I) behandelt die Beziehung von Altern und Politik als Zusammenhang von Herausforderung und Bewältigung. Dabei wird dieser Zusammenhang kulturell als eingebettet verstanden in den moralökonomischen Kontext der Gesellschaft als Generationengefüge. Der zweite Themenkreis (Kapitel II) analysiert die Problematik der Sicherstellung von optimalen Versorgungsketten als Integration von Akutmedizin, Rehabilitation und Pflege und trifft somit den Kern des Titels dieser Einführung. Die Problematik der Versorgungsintegration ist vor allem aus gerontologischer Sicht geboten und setzt insofern unmittelbar auf die anthropologisch orientierten Grundlagen des ersten Kapitels auf. Der dritte Themenkreis (Kapitel III) führt Kapitel II vertiefend fort, stellt nun aber die Altenpflege – in Kapitel II bereits Teil der Versorgungskette – zentral heraus und bettet die Problematik wiederum ein in die moralökonomischen Überlegungen des ersten Kapitels.

Architektur dieser Arbeit

Das Schaubild 1 drückt diese Unterscheidungen der drei Themenkreise einschließlich der produktiven Schnittflächen aus. Es soll deutlich werden, dass in der Abfolge der Kapitel I bis III der Verdichtungsgrad (Vg) der Darstellung

---

[5] Ein Teil der Themenkreise ist auch angesprochen im Gutachten 2003 des SVR KAiG (2003), dort im Band 2 die Kapitel 5.1 und 5.2.

Schaubild 1: Das Gefüge der Kapitel und die Themenkreise

Überblick

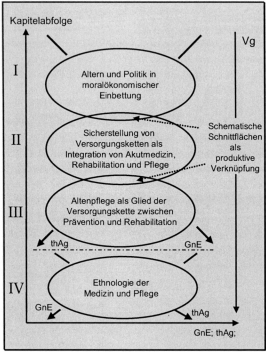

© F. Schulz-Nieswandt, technische Umsetzung: C. Kurscheid

zwar gleichbleibend hoch ist, der theoretische Abstraktionsgrad (thAg) in dieser Kapitelabfolge jedoch sinkt, während der Grad normativer Erwägungen (GnE) ansteigt. Die Reformdiskussion nimmt also mit Kapitel II und III zu. Kapitel I ist das deutlich theoretisch ausgerichtete Grundlagenkapitel.

Erst im hinteren Teil von Kapitel IV (Rückblick und Ausblick) steigt das Theorieniveau wieder an, indem, systemtheoretisch fundiert, einige Ausführungen zur Ethnologie von Medizin und Pflege (Schulz-Nieswandt 2003) ausblickhaft formuliert werden. Dort wird das Gesundheitswesen als polyvalentes Funktionssystem dargelegt, woraus resultierend die dargestellten Probleme verstanden werden können.

Schaubild 2: Wandel im Altersaufbau der Bevölkerung

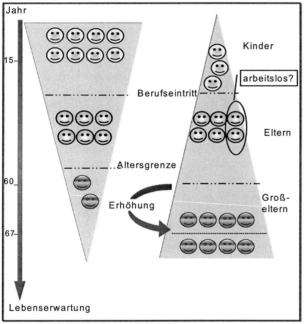

© F. Schulz-Nieswandt, technische Umsetzung: C. Kurscheid

***demo-
graphischer
Wandel***

Es wird in dieser Einführung darauf verzichtet, den soziodemographischen Wandel mit einer Fülle an Schaubildern und Tabellen darzulegen. Dieser Wandel ist in der Literatur bereits ausführlich dargelegt worden. Auf diese Darlegungsredundanzen soll also verzichtet werden.

Dennoch ist es wichtig, den intergenerationellen Zusammenhang, der insgesamt in der vorliegenden Einführung eine zentrale Rolle spielt, präsent zu haben. Aus diesem Grunde soll dieser in den beiden Schaubilder 2 und 3 nochmals verdeutlicht werden.

Schaubild 3: Generationen im Austausch

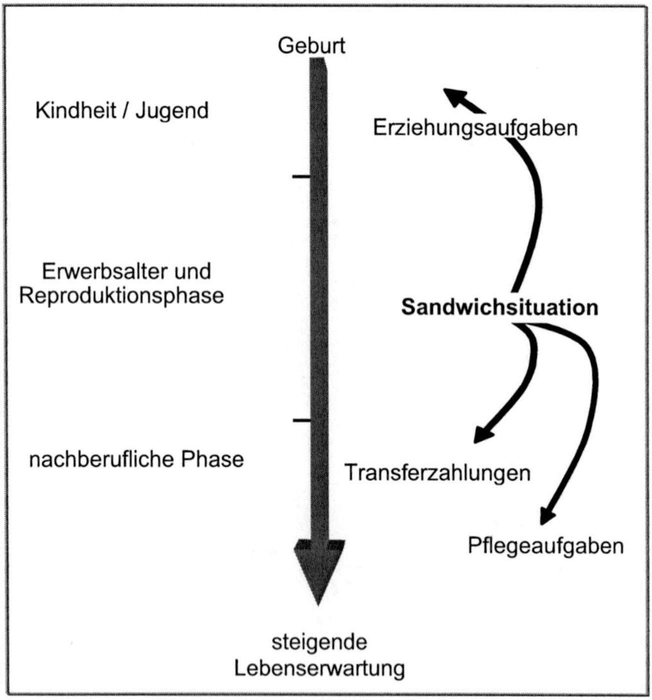

```
                        Geburt
                          │
  Kindheit / Jugend       │      Erziehungsaufgaben
                          │             ↑
                          │             │
                          │             │
  Erwerbsalter und        │             │
  Reproduktionsphase      │       **Sandwichsituation**
                          │             │
                          │             ↓
  nachberufliche Phase    │      Transferzahlungen
                          │             │
                          │             ↓
                          ▼      Pflegeaufgaben
                       steigende
                    Lebenserwartung
```

© F. Schulz-Nieswandt, technische Umsetzung: C. Kurscheid

Das Schaubild 2 bringt den Wandel in dem Altersaufbau stilisiert zum Ausdruck. Auf der linken Seite entnimmt man eine Struktur im Aufbau des Alters der Bevölkerung, die von hoher Geburtenrate und niedrigem Altersquotienten (Anteil der Bevölkerung oberhalb der Altersgrenze an der Bevölkerung im erwerbsfähigen Alter) ist. Die Lebenserwartung ist noch relativ niedrig, so dass weniger Großeltern existieren, wenn die Enkelkinder heranwachsen. Anders die Struktursituation, die auf der rechten Seite des Schaubildes einzusehen ist. Die Geburtenrate ist rückläufig, die Lebenserwartung ist angestiegen. Wenn die mittlere Generation der erwerbstätigen/erwerbsfähigen Personen weniger Kinder als früher bekommen, zeichnet sich infolge der angestiegenen Lebenserwartung ab, dass ein größerer Anteil älterer Menschen (Großelterngenerationen) noch lebt. Der Altersquotient steigt stark an. Ist ein Teil der erwerbsfähigen Generation arbeitslos, verschärft sich im Kontext umlagefinanzierter Generationenverträge (nicht nur in der Gesetzlichen Rentenversicherung, auch in der sozialen Krankenversicherung) die Problematik der nachhaltigen Entwicklung dieser Sozialsysteme. Die Problematik könnte durch eine Anhebung der Altersgrenze abgeschwächt werden. Dann gehören einige ältere Menschen in der Abfolge der Jahrgänge jedoch für eine gewisse Zeit noch zur mittleren Generation der erwerbstätigen Personen.

Geburtenrate, Lebenserwartung, Altersquotient

Umlagefinanzierung und Nachhaltigkeit

Die Problematik wird im Schaubild 3 deutlich. Dort werden im Rahmen der Austauschrelationen zwischen den Generationen die Probleme der mittleren Generation deutlich. In einer Art von Sandwichsituation stehend, finanziert diese Erwerbsbevölkerung die Erziehungsaufgaben und alle damit verbundenen Aufgaben mit Blick auf die nachwachsenden Kinder, während sie gleichzeitig Transferzahlungen an die Menschen in der nachberuflichen Phase des Lebenszyklus leisten und eventuell auch schon Pflegeaufgaben übernehmen muss. Die Belastungssituation ist Ausdruck des Umlagefinanzierungsverfahrens, die den laufenden Sozialaufwand an die in der jeweiligen Periode produzierte Sozialproduktschöpfung knüpft. Die Belastungssituation – und auch die in der weiteren Kohortenabfolge deutlich sich ab-

Sandwichsituation der mittleren Generation

zeichnende Renditesenkung in der Austauschrelation zwischen Leistungserbringung der mittleren Generationen für die jeweilige Generation der nachberuflichen Transferempfänger einerseits und den später (c.p.) erwartbaren eigenen Anwartschaften in der Alters- und sonstigen Sozialabsicherung andererseits – ist determiniert durch die sinkende Fertilität und die steigende Lebenserwartung (die Zuwanderung einmal ausgeklammert). Wiederum wird die Bedeutung der Länge der Ausbildungszeiten, die Beschäftigungssituation und die Bedeutung der Altersgrenze im ganzen Geschehen deutlich.

Diese Probleme umlagefinanzierter Sozialversicherungssysteme mit ihren ureigenen Generationenverträgen wird diese Einführung grundlegend begleiten. Die Alterssicherungssysteme sind davon ebenso betroffen wie die Probleme der Kranken- und Pflegeversicherung, also die gesamten Systeme der Behandlung, Versorgung und Betreuung älterer und alter Menschen im Generationenabfolgemechanismus, also im gesellschaftlichen Wandel.

Literatur

Schulz-Nieswandt, F. (2003). Strukturelemente einer Ethnologie der medizinisch-pflegerischen Behandlungs- und Versorgungspraxis. Weiden-Regensburg: Eurotrans

SVR KAiG (Sachverständigenrat für die Konzertierte Aktion im Gesundheitswesen) (2003). Gutachten 2003. Finanzierung, Nutzerorientierung und Qualität, Bd. II: Qualität und Versorgungsstrukturen. Baden-Baden: Nomos

Altenpflege

I. Kulturelle Ökonomik des Alterns

Schlüsselwörter und Themen:
Anthropologie – Politik – Reziprozität, Moralökonomie und Kultur - Altern als Herausforderung – Gesellschaftstheorie – Wohlfahrtsstaat – Person – Public choice – Alterssicherung, Erwerbsgesellschaft, Altersklassen und Generationenvertrag – Gesundheitsversorgung und Pflege – Nachhaltigkeit und Prävention im Lebenslauf – soziale Akzeptanz des Sozialstaates – Zukunftsprobleme

Wenn dieses Kapitel im Gefüge der zahlreichen Fachbeiträge mehr sein soll als eine Kompilation vieler Aspekte und insofern nicht nur eine Kette partieller Redundanzen aufwerfen soll, so muss es gelingen, eine eigenständige perspektivische Akzentuierung zu leisten.

1. Anthropologie

Dass das Alter heute eine politische Herausforderung darstellt, ist ein Gemeinplatz. Der kollektive Diskurs (vgl. dazu auch in Schulz-Nieswandt 2004), mitunter massenmedial bis zur sozialen Dramaturgie inszeniert, ist geprägt von Symbolismen, die an apokalyptischen Prozessen orientiert sind. Die Zeitbombe tickt, der Altenberg überrollt die Wohlstandsgesellschaft in Erinnerung an den Archetypus der Naturkatastrophen früher Hochkulturen (Sinnflut[5]), der Bürgerkrieg zwischen den Generationen droht, die Schrumpfung der Gesellschaft setzt Assoziationen zur großen Pestepidemie des europäischen Mittelalters (orientierend vgl. Winkle 1997, 435 ff. sowie Bergdolt 2003) frei. Diese soziale Dramaturgie in den Massenmedien ist bereits Gegenstand einer eigenen wissenschaftlichen Diskursforschung geworden – ähnlich wie im Fall der Migration (vgl. Schulz-Nieswandt 2003a, 43 FN 14), die in dieses Problemfeld auch hineinspielt. Es mag daher nicht überraschend sein, wenn zumindest von der Wis-

kollektive Diskurse

---
[5] Vgl. Tollmann & Tollmann 1993.

senschaft gefordert werden kann, die Zusammenhänge differenziert zu würdigen und Handlungsoptionen im Korridor zwischen Verharmlosung einerseits und Dramatisierung andererseits kristallisieren zu helfen.

Statistische Kennziffern

Ausgewählte statistische Kennziffern zur Entwicklung des Gesundheits- und Pflegewesens

Die Bedeutung von Alter und Alterung für die Ausgabenentwicklung des Sozialstaates wird vielfach diskutiert. Einige statistische Aussagen sollen zu diesem bedeutenden Zusammenhang dargelegt werden. Es werden hier nur wichtige Aspekte herausgegriffen; Trendanalysen unterbleiben weitgehend.

Quellen: BMAS (2002). Sozialbericht 2001. Bonn; BMAS (2002a). Materialband Sozialbudget 2001. Bonn; Deutsche Bundesbank (2004). Monatsbericht. 56 (3), 15-37; Haustein, Th. & Krieger, S. (2004). Ergebnisse der Sozialhilfe- und Asylbewerberleistungsstatistik 2002. Wirtschaft und Statistik (2), 192-208; VdAK (Hrsg.) (2003). Ausgewählte Basisdaten des Gesundheitswesens. Siegburg

Staatsquote

Die Deutsche Bundesbank (2004, 19) beziffert gemäß VGR-Abgrenzung den Staatshaushalt im Jahr 2003 auf 49.1% des BIP. Das sind 1.045 Mrd. Euro. Im Durchschnitt lag diese Staatsquote in den Jahren 1985 bis 1989 bei 46.2% des (westdeutschen) BIP. Das sind 487 Mrd. Euro. Die Sozialleistungen machen 2003 einen Anteil von 57.3% aus (1985-1989: 47.9%). Die hier interessierende Frage ist, inwieweit sich diese Sozialleistungen aus der Altersstruktur der Bevölkerung erklären lassen. Man kann zunächst die zuletzt verfügbaren Daten des BMAS (2002) zum Sozialbudget im Rahmen des Sozialberichtes 2001 heran ziehen (BMAS 2002a, 12). So belief sich das für 2001 geschätzte Sozialbudget auf 32.1% des BIP. Das waren 1.298.1 Mrd. DM (alte Länder: 29.8%; neue Länder: 48.8%). Greift man auf die Gliederung nach Funktionen zurück (der Bericht gliedert die Leistungen nach Arten und Funktionen und die Finanzierung nach Arten und Quellen), demgemäss macht die Funktion „Alter und Hinterbliebene" 2001 36.5% des Sozialbudgets aus (BMAS 2002a, 18). Hier zeigt sich die Dominanz

Sozialbudget

des Alterssicherungssystems in der Struktur des Sozialstaatshaushaltes. Das sind immerhin 12.1% des BIP. Dieser Funktionskreis wird allerdings vom Funktionsbereich „Gesundheit" verfolgt mit 11.0% (BMAS 2002a, 22). Der Anteil der Gesetzlichen Krankenversicherung am BIP im Jahr 2001 wird auf 6.6% geschätzt; der Anteil der Pflegeversicherung auf 0.8%. Gerade in diesem Funktionsbereich Gesundheit, einschließlich Pflege interessiert die Bedeutung von Alter und Alterung für das Verständnis der Ausgabenentwicklung. Aber hierzu hilft die Sozialbudgetanalyse nicht gezielt weiter. So wird der Anteil der Sozialhilfe am BIP für das Jahr 2001 auf 1.3% geschätzt, wobei aber gerade in diesem Kontext innerhalb der Entwicklung der Sozialhilfeausgaben die Altersstruktur interessiert. Differenzierte Erläuterungen zu diesen strukturellen Hintergründen des Sozialbudgets in seinen verschiedenen Funktionsbereichen gibt aber der Sozialbericht selbst (BMAS 2002). Zum Verständnis der Rolle des Alters und der Alterung kann jedoch auch auf andere Datenquellen zurückgegriffen werden. So bietet sich ein direkter Zugriff auf das Statistische Bundesamt an (www.destatis.de). Nicht nur als Website zum Download (www.vdak-aev.de/basisdaten2003.htm), sondern auch als gedruckte Fassung stehen etwa auch die „Ausgewählte(n) Basisdaten des Gesundheitswesens" vom VdAK (Hrsg.) (2003) zur Verfügung. Nach diesen Daten (VdAK 2003, 14) beliefen sich die GKV-Ausgaben am Bruttonationaleinkommen 2001 auf 6.8%. Das sind 57% von 225.9 Mrd. Euro, die 2001 für Gesundheit ausgegeben wurden (VdAK 2003, 61). Die Gesundheitsquote insgesamt betrug 11.0% (gemäß Statistischem Bundesamt) bzw. 11.1% (gemäß Sozialbudget). Die Rolle der altersorientierten Umverteilungssolidarität wird in diesen Basisdaten als KVdR-Finanzierungslücke ausgewiesen. Diese stieg zwischen 1975 und 2001 ständig an. 2001 gab es in den alten Bundesländern 29.4 Mio. Mitglieder in der Allgemeinen Krankenversicherung (AKV) und 11.5 Mio. Mitglieder in der KVdR. Die KVdR-Mitglieder zahlten 19.3 Mrd. Euro Beitragseinnahmen, induzierten aber Leistungsausgaben in Höhe von 47.3 Mrd. Euro. Anders war das Verhältnis in der AKV. 2001 zahlten die 29.4 Mio. AKV-Mitglieder 91.8 Mrd. Euro Beiträge ein, induzierten aber 61.8 Mrd. Euro Ausgaben. 2001 gab es in den neuen Bundesländern 6.3 Mio. AKV-Mitglieder und 3.5 Mio. KVdR-Mitglieder. Diese zahlten 5.7 Mrd. Euro ein, induzierten aber 11.6 Mrd. Euro Ausgaben. Die 6.3 Mio. AKV-Mitglieder zahlten 15.1 Mrd. Euro ein, induzierten 10.1 Mrd. Euro Leistungsausgaben. Das Krankenhaus macht 32.1% der 115.7 Mrd. Euro GKV-Ausgaben in den alten Bundeslän-

Gesundheitsquote

KVdR

SGB XI

BSHG

dern aus, 34.0% der 23.1 Mrd. Euro GKV-Ausgaben in den neuen Bundesländern. Die Pflegeversicherung macht 2001 7 % der 225.9 Mrd. Euro Gesundheitsausgaben aus (VdAK 2003, 61). 2001 wurden SGB XI-Leistungen in Höhe von 16.87 Mrd. Euro getätigt (VdAK 2003, 96). Greift man nochmals auf die Sozialbudgetanalyse zurück, so bedeuten diese Pflegeversicherungsausgaben einen Anteil am BIP im Jahre 2001 von 0.8% (BMAS 2002a, 36). Diese SGB XI-Leistungen stellen aber nur einen Teil der faktischen Pflegeausgaben dar. Sieht man von den Opportunitätskosten der privat-häuslichen Pflegleistungen (wie sie in der Demenzforschung quantifiziert worden sind) ab, so interessieren hier die Pflegeleistungen innerhalb des BSHG. Die Sozialhilfeleistungen insgesamt machten 2001 1.2 % des BIP aus (BMAS 2002a, 36). Hierzu wiederum kann die Sozialhilfestatistik des Statistischen Bundesamtes genutzt werden. Statt auf www.destatis.de zurück zu greifen, wird hier nun Bezug genommen auf die in publizierte Sozialhilfe- und Asylbewerberleistungsstatistik 2002 (Haustein&Krieger 2004). Hauptsächlich interessiert hierbei der Leistungsbereich der Hilfe in besonderen Lebenslagen (HbL), vor allem in Einrichtungen. Sieht man nämlich u.a. von der bedeutsamen Behindertenhilfe ab, so verstecken sich hinter diesen Zahlen auch die zum SGB XI ergänzenden Leistungen des BSHG. Die BSHG-Leistungen als Hilfe zum Lebensunterhalt (HlU) in der Gruppe der über 60jährigen Personen bleiben hierbei außerhalb der Betrachtungen. Im Jahre 2002 erhielten rd. 313 000 Personen Hilfe zur Pflege, davon 88 000 Fälle ambulante bzw. teilstationäre Hilfe, 227 000 Fälle stationäre Hilfe. Von den 21.9 Mrd. Euro Netto-Sozialhilfeleistungen entfielen 8.8.Mrd. Euro auf HlU und 13.2 Mrd. Euro auf HbL. Davon beliefen sich die Hilfen zur Pflege auf 2.4 Mrd. Euro. 1994, also vor Einsetzen des SGB XI, belief sich dieser Betrag auf 6.6 Mrd. Euro.

Fazit: Alter und Alterung spielen in der Entwicklung der Sozialausgaben eine erhebliche Rolle. Sieht man von der Alterssicherung i.e.S. (und auch hier von ergänzenden BSHG-Leistungen) ab, so findet durch die KVdR innerhalb der GKV eine erhebliche Umverteilung statt. Und die Pflegeversicherung, ergänzt um BSHG-Leistungen für besondere Lebenslagen, ist natürlich – nicht nur, aber hauptsächlich – eine Risikoabsicherung im Alter.

Dem Problem soll sich zunächst anthropologisch genähert werden. Politik ist eine *conditio humana*, auch dann, wenn man nicht der antiken Politikphilosophie huldigt. Menschen streben nach Glück; und die Kehrseite dieses Glücksstreben ist die Sorge. Die Sorge im Alltag ist konstitutiv für das menschliche Dasein (Schulz-Nieswandt 2003a, S. 179 ff.). Auch prospektiv – mit Blick auf das Alter (Künzel-Schön 2000) – empfindet der Mensch Sorge.

conditio humana

Was ist Politik?

Dieser Sorge kann er mit einer Widerstandsfähigkeit begegnen, die der Mensch aufgrund seines psychisch-kognitiven Apparates mobilisieren kann. Ist sein Streben drastisch beeinträchtigt, so kann seine subjektive Lebenszufriedenheit aber dauerhaft auf hohem Niveau nur stabilisiert werden, wenn der Mensch zugleich über Ressourcen verfügt, die günstige objektive Rahmenbedingungen ermöglichen (BMFSFJ, 2002, S. 71 ff.). Hierzu gehören soziale und ökonomische Ressourcen ebenso wie wohnorientierte und technisch-dingliche Umwelten sowie auch der Zugang zu den sozialen Infrastrukturen (etwa der gesundheitlichen und pflegerischen Versorgung). Um die Sorge zu bewältigen, muss der Mensch seine Welten, in denen er lebt, gestalten. Gegenstand der Gestaltung ist somit die Lebenslage des Menschen (Schulz-Nieswandt 2003; 2003a, S. 91 ff.), jenes ressourcenorientiert definierbare (raumsoziologisch zu begreifende) System konzentrischer Kreise der Mikro-, Meso- und Makrowelt, die der Mensch selbstzentriert erlebt. Diese Gestaltung ist der Aufgabenbereich der Politik. Politik ist Gestaltung des Gemeinwesens, in dem der Mensch als *homo socialis* lebt.

Lebenslage

homo socialis

Die Menschen wissen – wie die Evolutionsforschung zeigen kann und folglich die philosophische Anthropologie thematisch prägte – um ihre Endlichkeit. Das unterscheidet den Menschen wohl von anderen höheren Lebewesen. In dem Bewusstsein der Unhintergehbarkeit des Todes wird die Spanne zwischen Geburt und Tod zum Ort der Sinnbesetzung. Die Lebensspanne wird bedeutsam. Ihre quantitative Ausdehnung wird zu einem Ziel, aber auch die Qualität des Lebens selbst. (Dies war Auslöser einiger epidemiologischer Debatten über die Lebensqualität gewonnener Lebensjahre). Das eingangs axiomatisch eingeführte Prinzip des Glücksstrebens hat hier seine Ursache. Das Streben nach Glück und die Sorge definieren die polare Spannung der Daseinsaufgabe der personalen Existenz. Die Lebensspanne will qualitativ – sinnhaft – gestaltet sein. Darin wurzelt die Politik. Denn obwohl die Welt, in der der Mensch lebt, als eine technisch-dingliche Räumlichkeit zu betrachten ist, ist diese Welt stärker als ein kultureller Raum in der historischen Zeit zu begreifen.

homo culturalis

Als *homo culturalis* bewohnt der Mensch den Raum. Und er trifft Vor-Sorge angesichts der Endlichkeit seines Seins und im Bewusstsein des Todes: Der Mensch muss die Aufgaben der Persönlichkeitsentwicklung in Auseinandersetzung mit den An- und Herausforderungen im Lebenslauf mit Blick auf seine Selbstkonzeption(en) passungsfähig bewältigen. Folglich wird die Sorge um das eigene wie fremde Alter Teil der Sorge im Lebenslauf. Da

Altern und Politik

dies eine ressourcenabhängige Problematik des Daseins der Person ist, ist der Prozess des Alterns und die Phase des Alters selbst ein Thema der Politik.[6]

Nun muss dieser anthropologische Begriff der Sorgezentrierten Politik aber konkretisiert werden für die Analyse aktueller Gesellschaftssysteme. Erst dann wird Anschluss gefunden an den modernen Begriff der Politik. Und erst dann kann die Frage nach dem Alter als politische Herausforderung hinreichend konzeptionell geklärt werden.

Politik und Gesellschaft

Gesellschaften sind kulturell eingebettete Gefüge überlappender und verketteter Generationen im historischen Zusammenhang. Diese zunächst eigenwillig anmutende Definition von Gesellschaft ist aber sehr geeignet, den demographischen Prozess als eine zentrale Proble-

---

[6] Vgl. die Schaubildsammlung „Zur anthropologischen Grundlegung einer Phänomenologie des Sich-Verhaltens", zu finden unter www.uni-koeln.de/wiso-fak/soposem/snw/startseite.shtml.

matik des politischen Gemeinwesens zu verstehen.

Vorab noch einige kurze Erläuterungen, die helfen können, das Konzept einer kulturellen Ökonomik darzulegen. Kulturelle Einbettung bedeutet, dass eine Gesellschaft maßgeblich über Normen und Werte und durch soziale Erwartungen definiert ist. Die Überlappung von Generationen und ihre Verkettung verweist auf die Gleichzeitigkeit verschiedener Altersgruppen und auf durchaus interessensdifferenzierte Lagen der jeweiligen Altersgruppen. Gleichzeitig verdeutlicht das Hineinstellen in den historischen Zusammenhang die Rahmenbedingungen (im Sinne von Kontexten oder Pfaden), unter denen das Zusammenleben der Generationen abläuft. Das Zusammenleben der Generationen ist einerseits vom ökologischen Kontext und von den technologisch-ökonomischen Möglichkeiten abhängig; andererseits ist das Generationenverhältnis kulturell geprägt. In diesem doppelt geprägten sozialen Raum kristallisieren sich Recht und Politik (auch auf das Generationenverhältnis bezogen) als handlungsorientierte Ausdrucksformen des ökonomischen und moralischen Gefüges der Generationen. Die zentrale Frage in diesem sozialen Geschehen lautet: „Wer bekommt was und wie?" Diese sowohl allokative wie distributive Fragestellung ist das Herzstück jeder politisch verfassten Gesellschaft und lässt die Formen des Alterns und den Sozialstatus im Alter verstehen als Ergebnisse eines komplexen Wechselspieles von Mechanismen, die man als Marktgeschehen, öffentliche Redistributionssysteme und soziale Netzwerkökonomien verstehen kann. Diese Prozesse[7] laufen unter der Startvoraussetzung von Merkmalen wie soziale Herkunft, Geschlecht und ethnische Zugehörigkeit ab. Sie sind zugleich mitgeprägt von Leistungen des Kompetenzerwerbs und der Kompetenzentfaltung. Der Lebenslauf und die Lebenslage im Alter sind sowohl abhängig von genetischen Dispositionen, von sozialen Zuschreibungen als auch von erwerbbaren Ressourcen des Menschen.

Konzept der kulturellen Ökonomik

Zusammenleben der Generationen

„Wer bekommt was und wie?"

---

[7] Die Überfülle an Forschungsliteratur kann hier – auch nicht andeutungsweise – dargelegt werden.

Chancenverteilung im Generationengefüge

Politik nimmt nun Einfluss auf diese Chancenverteilung im Generationengefüge. Wer bekommt was und wie? Wie werden die Chancen im Lebenslauf verteilt? Wie werden Rechte, Aufgaben und Pflichten über die Altersklassen verteilt? Der Sozialstatus im Alter ist dabei Ausdruck der ökonomischen und moralischen Figuration, die die Gesellschaft – s.o. – als kulturell eingebettetes Gefüge überlappender und verketteter Generationen im historischen Zusammenhang darstellt.

Das nachfolgende Schaubild 4 kann helfen, die weitere Argumentation der Kapitel im Überblick zu begreifen. Im Mittelpunkt der Analyse – das soll im Schaubild 4 zum Ausdruck gebracht werden – steht die Gesellschaft als moralökonomisches Generationengefüge. Demnach positionieren sich die Generationen in einem komplexen System des Gebens und Nehmens, umgeben von Rechten und Pflichten. Diese inter-generationelle Verknüpfung steht wiederum in Wechselwirkung zu den sozialen Sicherungssystemen, vor allem im deutschen Sozialstaat, da dieser weitgehend auf umlagefinanzierte Sozialversicherungslogiken aufbaut.

Moralökonomik und soziale Sicherungslogik

Rolle des politischen Systems

Dieser Kernzusammenhang von inter-generationeller Moralökonomik und sozialer Sicherungslogik steht unter sozio-demographischen Wandlungseinflüssen und läuft unter problematischen makroökonomischen Rahmenbedingungen (Wachstum und Konjunktur, Beschäftigungsentwicklung und Arbeitslosigkeit etc.) ab. Der Kernzusammenhang spiegelt das Spannungsverhältnis zwischen der kulturellen Einbettung der Gesellschaft und den Entwicklungs-tendenzen des wirtschaftlichen Subsystems. Die soziale Akzeptanz des Sozialstaates, aber auch die kollektive (vor allem auch fiskalische) Nachhaltigkeit des Systems sozialer Sicherung, die von diesen Spannungsverhältnissen geprägt sind, wirken wiederum auf die Stabilität und Tiefe der kulturellen Einbettung des Gesellschaftsgefüges zurück, hängen aber auch maßgeblich von der problemorientierten Verarbeitungskapazität und des Innovationspotentials des spezifischen politischen Systems ab.

Schaubild 4: Nachhaltige soziale Sicherung zwischen kultureller Einbettung und sozialem Wandel

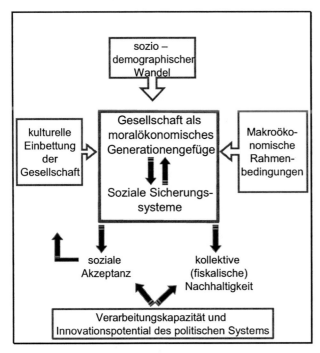

© F. Schulz-Nieswandt, technische Umsetzung: C. Kurscheid

Es wäre in diesem Zusammenhang verkürzend, den modernen Begriff des Politischen ausschließlich an die Definition des Staates mit seinem Monopol auf legitime psychische Gewalt zu ketten. Politik ist ebenso gekennzeichnet von symbolischen Diskursen und institutionellen Praktiken, die als diffuse Mechanismen der Macht (zur theoretischen Perspektive mehr in Schulz-Nieswandt 2004) fungieren. Politik ist immer eine sowohl diskursive als auch institutionelle Praxis der Konstruktion von sozialer Wirklichkeit.

symbolische und institutionelle Praxis

Altersbilder

Hier ist auf die Problematik der gesellschaftlichen Produktion von Altersbilder zu verweisen (Schulz-Nieswandt 2000, S. 53 ff.). Da, verhaltenswissenschaftlich betrachtet, das Verhalten der Menschen stärker variiert mit der Wahrnehmung der objektiven Welt, in der der handelnde Mensch steht, als mit der objektiven Welt selbst, sind die motivational strukturierten kognitiven Konstruktionen der Bilder vom Alter in nachhaltiger Weise maßgeblich für die Umgangsweise mit dem fremden Alter. (Das gilt natürlich auch – umgekehrt – für die Jugendbilder des Alters.) Erst langsam ersetzen differenzierte Bilder des Alters systematisch verzerrte stereotypische Bilder, die vorwiegend defizitorientiert sind und somit mit Blick auf die kollektiven Redistributionssysteme Kosten- bzw. Belastungsdiskurse Vorschub leisten. Sie mögen aber auch überlagert werden von negativen Frauen(alters)bildern. Inter-, aber auch intra-individuell differenzierte Altersbilder, ferner auch verlaufsorientierte längsschnittliche Differenzierungen mit Blick auf die lange Restlebensspanne der über 60jährigen Menschen verbreitern sich – wenn auch langsam – infolge der Kenntnisnahme der differentiellen Formen des Alterns selbst. Denn die spektrale Breite in der Phänomenologie der (in sich ja vieldimensionalen) Alterssituationen resultiert aus der Variationsbreite der Verlaufsformen des Alterns, wobei Altern nicht einfach als biologisches Schicksal, sondern als sozial überformter Prozess personaler Biographien zu verstehen ist. Das ist ontogenetisch ein genereller Befund.

Motivation und Kognition

differentielle Formen des Altern

Altersstufen

Schaubild 5 versucht darzustellen, mit welcher stereotypischen Weise in der Kulturgeschichte – aktuell bis heute – das Altern oftmals begriffen wurde. Das Schaubild stellt eine umgekehrte U-förmige Kurve dar, die den Verlauf des Vitalgrades des Menschen im Lebenslauf (entlang der kalendarischen Zeitachse t) wiedergibt. Damit wird ein dichotomer Kontrast zwischen Jugend und Alter konstituiert; der Tod beendet die Vitalgradkurve. Der Verlauf der Kurve macht eine Akkumulationsdynamik hinsichtlich der Vitalität des Menschen im Lebenslauf deutlich: Erst wird Vitalität aufgebaut und dann – nach Erreichen des Maximums der Kurve als Turning-point – rapide abgebaut. Das Leben ist demnach dichotomisiert in die zwei Phasen, die einer eindeutigen Sequenz folgen: Aufbau und Abbau.

Schaubild 5: Archetypische Figur der Vergreisung

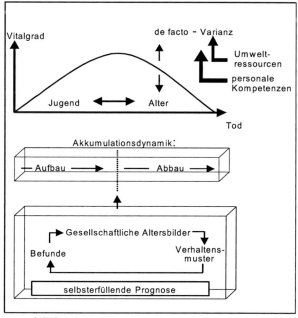

© F. Schulz-Nieswandt, technische Umsetzung: C. Kurscheid

Im Schaubild wird aber auch veranschaulicht, dass diese Sichtweise falsch ist. Im Schaubild wird die de facto - Varianz des Alter(n)s hervorgehoben. Dabei wird die Abhängigkeit dieser Variabilität von der individuellen Kompetenzentwicklung sowie die Abhängigkeit von den Umweltressourcen betont. Die eigentliche gesellschaftliche Problematik des Themas liegt darin, dass sich selbster-

Altersbilder und Verhalten

füllende Prognosen einstellen können. Das wird in der unteren Hälfte des Schaubildes zum Ausdruck gebracht. Gesellschaftliche Altersbilder tragen zur Produktion spezifischer Verhaltensmuster bei, wodurch Befunde entstehen, die die Altersbilder zu bestätigen scheinen.

Altersbilderforschung

Die Effekte sind aus der Altersbilderforschung bekannt: Kognitive Muster der Wirklichkeitskonstruktion prägen das Verhalten, und die dergestalt überzogen stereotypisch gefilterte Verhaltensmotivation (z.B. in der Pflegerelation – zu Hause wie im Heim) produzieren beim älteren Menschen die passenden Ergebnisse: Overprotection, Infantilisierungen und Baby-Sprache, regressive Abwertungen des Subjektcharakters des älteren Menschen (etwa auch in der Krankenhaus-Visite) etc. sind diesbezügliche bekannte Phänomene. Das noch bestehende Kompetenzpotential des älteren Menschen bleibt somit ungenutzt und wird zerstört. Diese Form der sozialen Interaktion mag in ihrer paternalen (oder mütterlichen) Orientierung zwar zutiefst barmherzig, fürsorglich und human motiviert sein; sie wirkt aber kontraproduktiv, wenn sie keine angemessene Balance findet zum Empowerment des älteren Menschen, der anthropologisch im Lichte des Zieles höchst möglicher Selbstständigkeit zu sehen ist.

Paternalismus und Empowerment

Statuspassagen im Lebenszyklus

Die frühe Verrentungspraxis der letzten Jahrzehnte, generell die Politik der Altersgrenze ist somit als Teil der wohlfahrtsstaatlichen Strukturierung des Lebenslaufes ethnologisch (Schulz-Nieswandt 2003a, S. 43 f.; ders. 2001) zu rekonstruieren: als Statuspassage, die immer sowohl einen gesellschaftlichen Sinn im sozialen Reproduktionsgeschehen hat als auch – in personaler Perspektive – eine dramatische Episode im Identitätsprozess darstellt. Die Verlängerung von Kindheit und Jugend in bildungs- und ausbildungspolitischer Hinsicht und die Herabsetzung der faktischen Verrentungsalter hat das Proportionengefüge des Altersklassen-Systems der modernen wohlfahrtsstaatlich überformten Marktgesellschaft nachhaltig verändert. Die Gesellschaft hat das Axiom der Nachhaltigkeit[8] aus dem Auge verloren. Im Lichte der demographischen Entwicklung und unter Berücksichtigung von Strukturwandlungen der Erwerbsarbeitsgesellschaft steht diese Proportionalität der Altersklassen unter Anpassungsdruck: Die Ausbildungsphase soll verkürzt, die abgabenpflichtige Phase der Erwerbsbeschäftigung ausgedehnt und die nachberufliche Lebensphase später beginnen. Politik erweist sich als systemisches Projekt der Neu-Codierung des lebenszeitstrukturellen Rhythmus der Gesellschaft. Aus personaler Sicht bedeutet dies, dass sich die hineinwachsenden Generationen auf gewandelte Lebenslaufstrukturen einstellen müssen.

Altersgrenzen

Angesichts der bekannten und ausgiebig diskutierten demographischen Befunde und Prognosen (mehr in Schulz-Nieswandt 2004) darf hier auf eine Replikation der schon dargelegten Fakten vollständig verzichtet werden (Deutscher Bundestag 2002). Festgehalten werden darf aber zweierlei. Die Gesellschaft wird schrumpfen und altern. Die Alterung besteht sowohl in der Zunahme der Zahl der älteren Menschen (insbesondere relativ zu den entsprechend binär codierten jüngeren Menschen der Bevölkerung) als auch in der Zunahme der Lebenserwartung. Da im oben angesprochenen Gesellschaftsprozess als Wechselspiel von Marktgeschehen, öffentlichen Redistributionssystemen und informellen sozialen Netzwerkökonomien ein intensiver Ressourcentransferprozess zwischen den verschiedenen Generationen (durchaus in beiden Richtungen des Zeitstrahles, sicherlich aber dominant von den nachrückenden zu den älteren Generationen) stattfindet, werden Anpassungen in der Rollenverteilung der Menschen der (durch Statuspassagen miteinander verbundenen) drei Altersklassen zwingend.

Altern als Herausforderung

Das Altern und die wachsende Gruppe des älteren und alten Menschen stellen die Gesellschaft vor Herausforde-

---

[8] Nachhaltigkeit sollte aber nur als wichtige Randbedingung der Optimierung der sozialen Zugangschancen zu den sozialen Systemen der Sicherung definiert werden.

zur Gesellschafts-theorie des Alter(n)s

moderne Demokratien

moderne Gesellschaften

Wohlfahrts-mix

rungen (die noch näher darzulegen sein werden). Das diese Herausforderung als politische Aufgabe definiert wird, liegt gesellschaftsgeschichtlich infolge funktionaler Differenzierungen darin begründet, dass die Politik zur Arena der Produktion gesellschaftspolitischer (einschließlich wirtschafts-, sozial-, bildungspolitischer etc.) Interventionen geworden ist, zur Arena, in der die aus den gesellschaftlichen Problemlagen resultierende Agenda-Bildung (im Sinne der sozialen Prozesse der Themenbildung)[9] verhandelt wird. Die Komplexität dieses Prozesses der Agenda-Bildung und der Kristallisation politischer Interventionen ist hier nicht darzulegen. Dazu müssten die institutionellen Settings der unterschiedlichen politischen Regimetypen (vgl. etwa Lorz 2003) ebenso abgehandelt werden wie die Rolle der Massenmedien in den modernen Demokratien. Jedenfalls liegt es zwingend nahe, das politische System nicht auf den Staat zu reduzieren. Moderne Gesellschaften sind komplexe Beziehungsmuster des Mit-, Gegen- und Nebeneinanders von (Wohlfahrts-)Staat, Markt und Wohlfahrtsgesellschaft. Und Politik ist eine steuerungsorientierte Schnittmenge zwischen diesen analytischen Sektoren der modernen Gesellschaft. Das Alter als Herausforderung an die Politik ist somit ein Komplex an innovativen Anpassungsanforderungen in Markt, Wohlfahrtsstaat und Wohlfahrtsgesellschaft. Entsprechend des mit Blick auf die generationellen Überlappungen gewonnenen Begriffs der Gesellschaft als ein kulturell eingebettetes soziales System bedeutet dieses Politikverständnis, dass nicht nur die (um Familie, Verwandtschaft, Nachbarschaft und bürgerschaftlichen Engagementformen der freiwilligen Fremdhilfe und der sozialen Selbsthilfe auf Gegenseitigkeit kreisende) Wohlfahrtsgesellschaft in der Dichte des Wohnens und der sozialen Interaktionen ein moralökonomisches Fundament aufweist, sondern die moderne Gesellschaft insgesamt. Wenn die Gesellschaft ein Mehr-Generationen-Gefüge darstellt, in dem es um die allokative wie distributive Frage „Wer bekommt was und wie und warum?" geht, und wenn sich daher ein strukturaler Me-

---

[9] Vgl. dazu Schetsche 1996 und ders. 2000.

chanismus der erwerbsarbeitszentrierten Rollenverteilung zwischen drei Altersklassen historisch herausgebildet hat, dann stellt sich das ganze Thema plötzlich dar als Thema der Reziprozitätsökonomik.

Reziprozitäts-ökonomik

Wie ist die generelle Bereitschaft zur Gabe gesichert? Wie entwickelt sich das System des Gebens und Nehmens? Wie sind Geben und Nehmen aneinander gekoppelt? Muss jede Gabe – vollständig in quantitativer und zügig in zeitlicher Hinsicht – erwidert werden? Wie wird das Kollektivgut-Phänomen des Nehmens ohne Gabebereitschaft (Moral hazard) behandelt? Viele andere Fragen schließen sich an. Allein, es geht um das gesellschaftstheoretisch interessierte Themenverständnis. Der demographische Prozess wirft Fragen nach der Belastbarkeit und prospektiven Pflege der moralökonomischen Fundamente auch moderner Gesellschaften auf. Die anstehenden Fragen etwa der Anhebung der Altersgrenze oder der Besteuerung der Renten sind im Kontext dieser Neuadjustierung der moralökonomischen Beziehungen zwischen den Gesellschaftsgenerationen zu sehen. Eine solche Re-Adjustierung, die eine neue Rollenverteilung zwischen den Generationen und auch eine stärkere Beteiligung der älteren Generation an den altersstrukturell mitbedingten Belastungen einfordert, wäre allemal vorzugswürdig gegenüber gerontophoben Strategien (Schulz-Nieswandt 2003a, S. 69 ff.) der Leistungsverweigerung (z.B. als ökonomisch begründeten Therapieverzicht im höheren Lebensalter – vgl. Brockmann 2002).

Gabebereitschaft und Moral hazard

Gerontophobien

2. Altern in einem Wohlfahrtsstaat: die personale Geschehensordnung

Es besteht ein tiefer Korrespondenzzusammenhang zwischen der Ebene der systemischen Gestaltungsaufgaben einerseits und der Ebene der personalen Daseinsaufgaben im Lebenszyklus andererseits. Eine Neuadjustierung in der Politik des Generationengefüges der Gesellschaft muss eine historische Reformulierung des Verhältnisses von personaler Selbstverantwortlichkeit und sozialer Mitverantwortung

Personalität

der Person einerseits und der gesellschaftlichen Förder- und Schutzverantwortung andererseits sein. Bewusst ist hier von Personalität des Menschen, nicht von Individualität die Rede.[10] Die Selbstverantwortlichkeit setzt eine Selbständigkeit des individuellen Menschen als Person voraus, die – so sehr sie auch erworben ist – gesellschaftliche Voraussetzungen hat und gefördert werden muss. Und darüber hinaus verweist die Personalität als Existenzmodus des Menschen auf die grundsätzliche soziale Integriertheit der selbständigen Person.

Ethik des Alterns

Angesichts der Zunahme älterer Menschen und angesichts des Anstiegs der Menschen im sehr hohen Alter hat der „Vierte Bericht zur Lage der älteren Generation" (BMFSFJ 2002, S. 351 ff.) eine solidarische Ethik des Alterns eingefordert. Schon der „Dritte Bericht zur Lage der älteren Generation" (BMFSFJ 2001) hatte eindrücklich heraus arbeiten können, wie der Sozialstatus des älteren Menschen abhängig ist vom moralischen und sozioökonomischen Gesamtgefüge der Gesellschaft als ein intergenerationeller Verkettungszusammenhang. Anthropologisch und rechtsphilosophisch war diese Einsicht geprägt von der Annahme, dass der Mensch einerseits von den Merkmalen der Selbstverantwortung und der Selbstbestimmtheit her zu verstehen sei, andererseits auch sozial mitverantwortlich ist und einen subsidiären Status einnimmt, mithin von der gesellschaftliche Vorhaltung relevanter Ressourcen abhängig ist (vgl. insgesamt zur Sozialethik des Gesundheitswesens Bohrmann 2003).

3. Grundstrukturen des Problemfeldes

Public choice-Theorie

Die Public choice-Theorie, ein Forschungszweig innerhalb der ökonomischen Wissenschaft (mit thematischen Schnittflächen zur Politikwissenschaft), analysiert die Präferenzbündelungen in unterschiedlichen institutionellen Settings

---

[10] Vgl. die Schaubildsammlung „Zur anthropologischen Grundlegung einer Phänomenologie des Sich-Verhaltens", zu finden unter www.uni-koeln.de/wiso-fak/soposem/snw/startseite.shtml.

politischer Systeme (Heinemann 1999).

Schmidt hat in einer international vergleichenden Analyse 80% (Gesundheitsausgaben in % des BIP in 21 Demokratien 1960-1997) der Varianz öffentlicher Gesundheitsausgaben mit einigen Variablen erklären können (Schmidt 1999). Dabei spielt der Anteil der Senioren an der Bevölkerung eine Rolle, aber nur in multi-variablen Zusammenhängen eingebettet, wobei politisch-institutionelle Faktoren (vgl. grundsätzlich auch Scharpf 2000; Schmidt 2000; Hasse 2003) durchaus eine grundlegende Rolle spielen. Insgesamt sind die Chancen der politischen Berücksichtigung älterer Menschen in der politischen Arena und in der Agenda-Bildung also unter der Berücksichtigung ökonomischer, sozialer, politischer und kultureller Faktoren zu begreifen (vgl. auch Williamson & Pampel 1993). Das ist so auch bei der Varianzerklärung der öffentlichen Gesundheitsausgaben der Fall (vgl. Schmidt 1999, S. 242).

Seniorenanteil und Gesundheitsausgaben

Wie funktionieren Demokratien (oder auch autoritäre Regime), Bürokratien und Verbände mit Blick auf die Amalgamierung der Präferenzen der Bürger? Effizienzzentriert wird mit Blick auf die Allokation knapper Ressourcen bei vielfältigen Verwendungszwecken (oder gar unbegrenzten Bedürfnissen) gefragt, inwieweit institutionelle Arrangements gefunden werden können, die eine pareto-optimale Lösung des Problems ermöglichen. Pareto-optimal sind Lösungen, bei denen sich ein Akteur besser stellen kann, ohne das dadurch andere Akteure schlechter gestellt werden. Wenngleich in einer komplexen Welt mit Transaktionskosten einstimmige Entscheidungen oftmals nicht möglich sind, werden doch Lösungen gesucht, die sich an das Pareto-Optimum annähern und negative externe Effekte reduzieren oder gar vermeiden möchten. Externalitäten bedeuten im paretianischen Sinne erzwungene Wohlstandsumverteilungen bei Annahme sozial direkt interdependenter Nutzenfunktion.

Funktionieren von Demokratien

Pareto-Optimum

Der Themenzusammenhang ist unmittelbar evident. Können die politischen institutionellen Arrangements sicherstellen, dass sich Teile der Bevölkerung nicht auf Kosten anderer Bevölkerungsteile redistributiv besser stellen?

„Krieg der Generationen"

Um auf die oben bereits angesprochenen Bilder der massenmedialen Alterungsdiskurse zurückzugreifen: Wird es einen „Krieg der Generationen" geben (Bengston & Achenbaum 1993; Johnson, Conrad & Thomson 1990; Laslett & Fiskin 1992; Walker 1996), weil die Gruppe der alten Menschen die nachwachsenden Generationen ausbeuten? Mit Blick auf die umlagefinanzierte Rentenversicherung ist sogleich nochmals auf diese Frage im Lichte der demographischen Alterung und Schrumpfung zurückzukommen.

Akzeptanz des Sozialstaates

Ohne die (vor allem US-amerikanische) „Political Economy of Ageing", die methodologisch z.T. an der Public choice-Theorie orientiert ist, hier darzulegen, ist doch herauszustellen, dass zumindest die wahlverhaltensorientierte Forschungsfrage, inwieweit die wachsende Gruppe der älteren Wähler die Strukturrichtung der politischen Entscheidungen mit Blick auf die intergenerationellen Wohlstandsverteilungen beeinflussen mag, ein gängiges Thema in (vorwiegend englischsprachigen) Textbüchern der sozialen Gerontologie geworden ist (vgl. etwa Wilson 2000, S. 45 ff.; Walker & Maltby 1997, S. 110 ff.). Für europäische Länder, insbesondere für die deutsche Gesellschaft lässt sich ein anbahnender „Krieg der Generationen" empirisch bislang nicht bestätigen. Aus der Wahlverhaltensforschung (Bundesministerium für Soziale Sicherheit und Generationen 2000, S. 475 ff.) liegen zwar Befunde vor, dass heutige ältere Menschen eher konservativ wählen (wobei aber auch multiple Zusammenhänge mit Bildung und Geschlecht eine Rolle spielen), aber unklar ist nicht nur, ob hier Kohorteneffekte oder Effekte der individuellen Alterung vorliegen. Vieles spricht für eine biographische Kontinuitätshypothese. Nicht evident ist bislang auch, ob eine konservative Orientierung im deutschen Parteienspektrum überhaupt Differentiale in alterskorrelierten Themen induziert. Aus der ökonomischen Theorie des kollektiven Handelns ist darüber hinaus der grundlegende Einwand in Erinnerung zu rufen, dass so große Gruppen

Altern und Konservatismus

Gruppenhandeln

wie die der älteren Bevölkerung angesichts ihrer internen Heterogenität kaum eine Basis für ein (zumal einheitlich-orientiertes) Handeln mit entsprechender Artikulations-, Organisations- und Konfliktaustragungsfähigkeit darstellen.

Dennoch werden in der ökonomischen Forschung Modelle vorgestellt, in denen die Konflikte zukünftiger Gesellschaftsentwicklung als Ressourcenkampf zwischen den Generationen erscheinen. Die Prognose, wonach das Medianalter heute (2000: 46 Jahre) auf 53 Jahre im Jahre 2030 ansteigt, wird als Indikator für die Entwicklung einer „Gerontokratie" gewertet. „Dann werden die Nutzen des Systems für den alternden Median-Wähler dessen Kosten übersteigen und es wird unreformierbar" (Toft 2003, S. 5). Diese Prognoseergebnisse sind stark modell-induziert und hängen handlungstheoretisch weitgehend von den Rational-choice-Annahmen ab. Hier könnten verhaltenstheoretische Einwände vorgetragen werden.[11] Zumindest ist die gegenwärtige empirische Befundelandschaft zur Akzeptanz der Alterssicherung differenzierter (Dallinger 2002[12]) als es die Public-choice-Deduktionen nahe legen.

Medianwähler und Gerontokratie

Rational choice

Skepsis gegenüber den Modelldeduktionen der ökonomischen Verhaltenstheorie (als Bestandteile einer kollektiven Drameninszenierung) lässt aber umgekehrt legitim nicht den Schluss zu, den Pfad der Verharmlosung zu beschreiten. Die Veränderung der Altersstruktur im Aufbau der deutschen Bevölkerung (Zunahme der älteren Bevölkerung bei weiterhin wachsender Lebenserwartung, ge-

Alterssicherung und Nachhaltigkeit

---

[11] Das Problem geht über das der Anomalien in der Rationalitätstheorie (Druwe & Kunz (Hrsg.) 1998) hinaus. Vgl. dazu auch Reckling 2002. Die ökonomischen Plausibilitäten (vgl. Schulz-Nieswandt, F. Schaubildsammlung „Sozialökonomik der Sozialpolitik") sind zu konstrastieren mit alternativen Sichtweisen: ders. Schaubildsammlung „Zur anthropologischen Grundlegung einer Phänomenologie des Sich-Verhaltens", beide unter www.uni-koeln.de/wiso-fak/soposem/snw/startseite.shtml.
[12] Die Reformpläne der politischen Eliten und der wissenschaftlichen Kommissionen gehen an den Präferenzen der Bürger eventuell vorbei: Kohl 2003.

*Generationen-
verträge
im
Sozialstaat*

*Funktionen
der
Alterssicherung*

*Erwerbsgesell-
schaft
als Kontext*

sunkene Fertilität und die nicht-kompensatorische Zuwanderung) bedeutet, dass die deutsche Bevölkerung alt und schrumpfen wird. Nachwachsende sozialversicherungspflichtige und steuerzahlende erwerbstätige Personen müssen steigende Belastungen für den umlagefinanzierten Transfer an die ältere Population tragen, stehen aber vor dem Problem, wie ihre eigenen Lebensstandardinteressen im Alter von der wiederum nachwachsenden Generation gewährleistet werden kann (Bulmahn 2002, S. 214; Statistisches Bundesamt 2002, S. 614 f.). Hier kristallisiert sich erneut der Mangel in der Nachhaltigkeit[13] der Sozialpolitik der letzten Jahrzehnte. Alterssicherung ist nie im Zeithorizont von nur zwei Generationen definierbar; gesichert werden muss der reproduktive Zusammenhang von drei und mehr Generationen. Rentenpolitisch[14] zeichnet sich ab, wie eine Finanzstabilität des umlagefinanzierten Systems durchaus gesichert werden kann, aber dann wohl nur durch Variabilität anderer Parameter in der Rentenpolitik: Anhebung der Altersgrenze, um die Rentenlaufzeit bei steigender Lebenserwartung[15] zu begrenzen und Herabsetzung des Nettorentenniveaus. Die Alterssicherung könnte so kollektiv stabilisiert werden, aber die Lebensstandardabsicherung und die Lohnersatzfunktion werden als Zielsetzungen bisheriger Rentenpolitik verletzt. Mag die Herabsetzung des Rentenniveaus auch verfassungskonform sein, solange das Prinzip der kollektiven Teilhabeäquivalenz gesichert und daher die Eigentumsgarantie der Versicherungsrente nach Art. 14 GG beachtet bleibt; die Anhebung der Altersgrenze, die aus gerontologischer Perspektive in letzter Zeit mit Blick auf die Gesundheits- und Kompetenzentwicklung im Alter (Kruse, Gaber, Heuft, Oster, Re & Schulz-Nieswandt 2002) differenzierter gewürdigt wird als in der traditionel-

---

[13] Nachhaltigkeit dürfte auch das dominante Evaluationsziel in der primärrechtlich nicht verankerten EU-Politik der offenen Methode der Koordinierung (vgl. u.a. Schulte 2002 sowie Hauser 2002) sein.
[14] Vgl. zur Neustrukturierung des 3-Säulen-Modells Schmeisser & Bischoff 2003. Zum parallelen Grundsicherungsgesetz vgl. Renn & Schoch 2003.
[15] Die jedoch schichtenspezifisch differentiell ausfällt: Schneider 2002.

len Sozialpolitik, bleibt so lange problematisch, wie das Problem (Schulz-Nieswandt 2002b, S. 202 f.) der hohen Prävalenz der Arbeitslosigkeit und der Dauerarbeitslosigkeit älterer Arbeitnehmer (zumal dann, wenn Unterstützungsniveau und Unterstützungsdauer im Rahmen der Arbeitsmarktreformpolitik gemindert werden sollen) ungelöst ist.

4. Die gesundheitliche und pflegerische Versorgung

Nicht nur die Alterssicherung wird als Feld erodierender Sozialverträge und Generationengerechtigkeit betrachtet; ähnliche Krisenhypothesen beziehen sich auch auf die Gesetzliche Krankenversicherung. Entsprechend des SGB V hat die Gesetzliche Krankenversicherung eine bedarfsgerechte Versorgung nach Stand der Künste unter Wahrung von Wirtschaftlichkeits- und Effizienzzielen sicherzustellen (Schulz-Nieswandt 2003a, S. 141 ff.). Da gemäß dieser normativ-rechtlichen Vorgaben eine (z.B. einkommens-, alters-, geschlechtsbezogene) Risikoselektion vermieden werden soll, kommt es im Rahmen der gegebenen institutionellen Ausgestaltungen zu erheblichen Umverteilungsprozessen innerhalb der Einzelkassen und – bedingt durch den RSA – auch im gesamten Kassensystem. Voraussetzung der dauerhaften und nachhaltigen sozialen Akzeptanz bei den Versicherten ist die Annahme einer generalisierten Reziprozitätsneigung (man gibt unbedingt, also ohne die bedingende Äquivalenzerwartung des Ausgleichs von Geben und Nehmen). Empirisch (definiert als Nettozahler-Nettoempfänger-Bilanz) kann sich eine ausgeglichene Reziprozität einstellen. Demnach wäre es möglich, dass sich ein Reihe von vertikalen und horizontalen Umverteilungen inter-temporal ausgleichen. Sofern sich aber infolge des sozialen Wandels (Erwerbsbiographien, Familien- und Lebensformen, Fertilität etc.) die Versichertengemeinschaft zunehmend heterogen entwickelt, wird die soziale Akzeptanz dauerhafter Umverteilungseffekte voraussetzungsvoller, nicht unmöglich, aber normativ aufwendiger und daher verletzbarer.

Gesetzliche Krankenversicherung

Umverteilungseffekte

sozialer Wandel

Der Umverteilungsprozess zwischen Jung und Alt als sozialer Generationenvertrag in der GKV gehört zu diesen vertikalen Prozessen. Ähnlich wie in der Rentenversicherung bestehen im Umlagefinanzierungsverfahren Probleme der Scherenentwicklung zwischen lohnbezogener Mittelaufbringung einerseits und demographisch bedingten Ausgabenentwicklungen andererseits, verschärft allerdings auch durch die massiven Frühverrentungstrends.

Dynamik der Medizin

Die gesundheitsbezogenen Ausgaben im Alter (Kruse, Knappe, Schulz-Nieswandt, Schwartz und Wilbers 2003) erklären sich nur zum Teil als direkte Folge des Alters[16], zumal die inter-individuellen Varianzen hoch sind. Vielmehr erklären sich die Ausgaben im Alter aus dem, was die Medizin de facto – im Lichte ihrer zur Polypragmasie antreibenden technischen Möglichkeiten – am Menschen mit dem Menschen tut. Zugespitzt formuliert: Kulturell hat sich eine Tabuisierung der Ressourcenrationierung im Alter historisch durchgesetzt. Medizintechnisch ist auch immer mehr machbar, und die Anbieterakteure profitieren schließlich an der Anwendung der Möglichkeiten im Trend ökonomisch.

Humanmedizin und Heilserwartung

Letztendlich sind Heilserwartungen bei den Patienten und bei den Angehörigen als utopische Erwartung an der Humanmedizin wirksam. So resultiert aus dem wechselseitigen Verstärkungsmechanismus eine Versteilerung der Ausgabenprofile: ein Effekt des spezifischen Zivilisationsprozesses, der zur heutigen Gesellschaft und ihrer spezifischen Daseinsweise des Menschen geführt hat.

Substitutionseffekt durch Prävention

Krankheitsbezogene Präventionserfolge im Lebenslauf können im Zuge der weiterhin steigenden Lebenserwartung ferner dazu führen, dass relative Einsparungen im Kohortenvergleich durch Ausgabenintensivierungen im pflegerischen Bereich des hohen Alters kompensiert werden (Kruse, Knappe, Schulz-Nieswandt, Schwartz & Wilbers 2003, S. 59 ff.). Mit derartigen Substitutionseffekten

---

[16] Zur KVdR-Finanzierungslücke vgl. auch VdAK 2003, S. 19.

ist durchaus zu rechnen, wenn die Epidemiologie des hohen Alters beachtet wird (BMFSFJ, 2002).

Was bleibt ist die begründete Annahme, dass die Ausgaben im Alter zukünftig pro Person steigen werden, wenngleich zu berücksichtigen ist, dass die Bevölkerung insgesamt schrumpft. Die Beitragssatzentwicklung hängt aber nicht nur von der Epidemiologie einer demographisch alternden und schrumpfenden Bevölkerung ab, sondern auch von den makroökonomischen Trends und somit von der Einnahmenseite. Auch hier besteht Handlungsbedarf mit Blick auf die Systemfinanzierung (dazu mehr in Kapitel III).

Beitrags-satzentwicklung

Der sich so abzeichnende differentielle Blick auf das Thema Altern und Gesundheitsausgaben verweist wiederum auf den schwierigen Pfad der kollektiven Diskursführung zwischen Verharmlosung und Dramatisierung.

5. Kollektives Nachhaltigkeitsdenken und Prävention im personalen Lebenslauf

Wie schon mehrfach angesprochen, fehlt(e) es der deutschen Sozialpolitik an Nachhaltigkeitsorientierung. Bevölkerungspolitische Aspekte waren aus historischen Gründen weitgehend tabuisiert – verständlich, aber dennoch schädlich.

Nachhaltigkeit

Auch hier argumentiert die Public choice-Theorie, dass Demokratien aufgrund des Legitimationsverfahrens durch Wahlen in der Abfolge der Legislaturperioden nur einen kurzen Zeithorizont ausbilden. Langfristiges Denken wird durch die Abwahl der politischen Eliten aus der Regierungsverantwortung bestraft. Daher ist es aus Sicht der Eliten rational, nur kurz- bis mittelfristig zu denken. Wie immer auch dieses Argument im komplexen Zusammenspiel vieler Einflussfaktoren zu gewichten sein mag, eine generationenübergreifende Abstimmung von Bevölkerungsentwicklung, Arbeitsmarkt- und Beschäftigungsent-

politische Eliten

Modernisierung der Familienpolitik

wicklungen und Alterssicherung hat nicht stattgefunden. Es fehlt(e) an einer nachhaltigkeitsorientierten Bildungspolitik ebenso wie an einer zielorientierten Zuwanderungspolitik. Vor allem fehlt(e) es an einer modernen Ausrichtung der Familienpolitik an den Interessen der Frauen (vgl. Schulz-Nieswandt 2004), der Kinder und der kollektiven Nachhaltigkeit. Über eine partielle Modernisierung zur neo-traditionellen Familienpolitik ist die Bundesrepublik-Deutschland bislang – in deutlicher Differenz zum europäischen Ausland – nicht hinausgekommen (Schulz-Nieswandt 2002b, S. 201 f.).[17]

Prävention im Lebenslauf

In gesundheitlicher Perspektive kristallisiert sich durchaus eine soziale Mitverantwortung, da sich Präventionspotentiale im individuellen Lebenslauf nachweisen lassen (Kruse, Knappe, Schulz-Nieswandt, Schwartz & Wilbers 2003, S. 70 ff.). Ob sich hier Pflichten zur Gesundheit ergeben, mag aber kontrovers bleiben. Verhaltensinduzierte Morbidität wird angesichts der harten Belege für die Korrelation von Gesundheit und sozialer Schichtzugehörigkeit kaum von den Lebenswelten zu trennen sein, in denen der Mensch diese Verhaltensmuster erwirbt. Dieser soziologische Befund (dazu gleich mehr mit Bezug auf das Schaubild 6) ist nicht folgenlos für eine Argumentation, die die Verhaltensinduziertheit der Morbidität zu einen Moral Hazard – Tatbestand erklärt. Denn auch dann, wenn der Person trotz seiner Sozialisation nicht jede schuldhafte Mitverantwortlichkeit seines Selbst[18] abgesprochen werden kann, scheint es epistemologisch unangemessen, den Lebensstil aus der Axiomatik von Willensfreiheit und Wahlhandlungsrationalität heraus verstehen zu wollen. Zweifellos erwachsen hieraus jedoch pädagogische Erwägungen (Wulfhorst 2002).

---

[17] Zur langfristigen Institutionenentwicklung der Alterssicherung vgl. (institutionenökonomisch) Hartig 2002.

[18] Vgl. die Schaubildsammlung „Zur anthropologischen Grundlegung einer Phänomenologie des Sich-Verhaltens", zu finden unter www.uni-koeln.de/wiso-fak/soposem/snw/startseite.shtml.

Mit dieser Thematik entstehen schwer lösbare Probleme, die mit den aus den sozialstaatlichen Schutz- und Förderrechten erwachsenden subjektiven und intersubjektiven Verpflichtungszusammenhängen korrelieren. Führt ein „Recht auf Gesundheit" – insgesamt ein Recht auf Förderung gelingender Entwicklungschancen der menschlichen Persönlichkeit (vgl. § 1 SGB I im Lichte des GG) – zu einer „Pflicht zur Gesundheit"? Was darf der Staat „fordern", wenn er „fördert"? Das Thema hat eine lange Dogmengeschichte und ist hier rechtsphilosophisch, ganz zu schweigen von der anthropologischen Tiefe der Problematik, nicht zu diskutieren.

sozialstaatliche Schutz- und Förderrechte

Schaubild 6: Setting-Ansatz in Prävention und Gesundheitsförderung

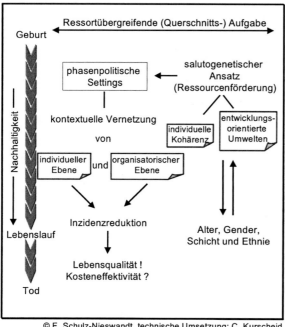

© F. Schulz-Nieswandt, technische Umsetzung: C. Kurscheid

Schaubild 6 versucht einen Überblick über die konzeptionelle Problematik des Setting-Ansatzes in der Prävention und Gesundheitsförderung zu geben.

Setting-Ansatz

Salutogenese

Prävention und Gesundheitsförderung im Lebenslauf (man beachte die kalendarische Lebenslaufachse unter dem Aspekt der Sicherung von Nachhaltigkeit) ist eine ressortübergreifende (Querschnitts-)Aufgabe. Mit Blick auf den Lebenslauf geht es um phasenspezifische Settings im Sinne einer kontextuellen Vernetzung der individuellen (verhaltensbezogenen) Ebene und der organisatorischen (institutionellen) Ebene. Gesundheitspolitisch (epidemiologisch) geht es um die Reduktion der Inzidenz, wobei die Lebensqualität sicherlich positiv betroffen sein wird; die Wirkung auf die Kosteneffektivität mag ungesichert bleiben. Hintergrund des Setting-Ansatzes ist der salutogenetische Ansatz, der sich – personologisch wie umweltlich – als Ressourcenförderung versteht. Somit ist Zielpunkt der salutogenetischen Intervention die individuelle Kohärenz ebenso wie die Sicherstellung und Förderung entwicklungsorientierter Umwelten. Dabei sind die wichtigsten soziodemographischen und sozialstrukturellen Strukturierungsvariablen (Alter, Geschlecht, Schicht und Ethnie) zu berücksichtigen.

6. Soziale Akzeptanz des Sozialstaates

Solidarität und differenzierte Gerechtigkeitskonzepte

Ohne hier die ganze Literatur zur sozialen Akzeptanz des Sozialstaates und/oder einiger Sicherungs- bzw.- Leistungsbereiche darlegen zu können (vgl. in Schulz-Nieswandt 2002; ders. 2002a), sind folgende Ergebnisse festzuhalten: Es besteht im Kreis der Bevölkerung eine allgemeine Akzeptanz des Sozialstaates, einschließlich der damit verbundenen solidarischen Prozesse, die sich an Gerechtigkeitsvorstellungen knüpfen. Die Gerechtigkeitsvorstellungen selbst sind aber unterschiedlich (je nach Sicherungsbereich: GKV, GRV), aber auch innerhalb einzelner Sicherungsbereiche je nach Tatbestand unterschiedlich (im BSHG: HIU, HbL i.E. bzw. Leistungen für junge arbeitslose Männer, für alleinerziehende Mütter oder Pflegeleistungen). Die Gerechtigkeitsvorstellungen (Bedarfsgerechtigkeit, Leistungsgerechtigkeit) oder auch Konstruktionsprinzipien (Subsidiarität, Bedürftigkeitsprüfung, Arbeitsangebotsbezogenheit, generalisierte bzw. ausgeglichene Reziprozität u.a.m.) mischen sich auch oftmals – bei Politikern wie bei der Bevölkerung. Sofern Zeitreihendaten o.ä. vorhanden sind, zeichnet sich kein Trend zur Erosion der Solidarsysteme, auch nicht in den intergeneratio-nellen Beziehungen, ab. Die beobachtbare Ambivalenz in den Generationenbeziehungen (Tesch-Römer, Motel-Klingebiel & Kondratowitz 2000 unter Berücksichtigung u.a. der Daten des Alterssurveys; Grünendahl 2001 mit BOLSA- und ILSE-Daten) ist soziologisch und psychologisch nicht besonders überraschend. Trotz prinzipieller Einwilligung in die von Gerechtigkeitsüberlegungen getragenen Solidarprozesse seitens der Bevölkerung hat diese sehr kritische Ansichten über die Qualität der Prozesse, also der Art und Weise der Leistungserbringung – ein auch im internationalen Vergleich nachweisbarer Befund. Ob die reziproke Hilfebereitschaft zwischen den Generationen in nachrückenden Kohorten faktisch nachlassen (vgl. Berger-Schmitt 2003) wird, muss offen bleiben.

intergenerationelle Hilfebereitschaft und Ambivalenz

Hondrich (2001, S. 96) gibt in seinen Worten wieder, was dem Stand der Forschung zu Entwicklung der inter-generationellen Beziehungen entspricht: „Wenn sozialstaatliche Solidarität sich nach außen zu behaupten weiß, droht ihr dann nicht Gefahr im Inneren von einem ‚Krieg der Generationen'? Wie lange werden es sich die Jungen noch gefallen lassen, so lautet die bange Frage, dass sie, als immer kleiner werdende aktive Generationen, die immer größer werdenden älteren Generationen durchfüttern sollen? Die Antwort lautet: unendlich lange. Zumindest so lange, wie die Wirtschaft produktiv ist, die politischen Institutionen zur Regelung von Verteilungskonflikten funktionieren und, last not least, die Generationen durch persönliche Zuneigung, durch die Liebe zwischen Eltern und Kindern, einander verbunden sind." Und weiter heißt es (Hondrich 2001, S. 99): „Daß solche

Liebe und Konflikte

Verteilungsfragen zwischen Alt und Jung immer wieder konfliktreich ausgehandelt werden müssen, heißt nicht, daß das Verhältnis zwischen den Generationen gestört wäre. Im Gegenteil: Über ausgetragene Konflikte erst werden gegenseitige Abhängigkeiten und hintergründige Übereinstimmungen bewußt."

7. Das Problem in naher Zukunft

zukünftige Risiken

Die Befunde schließen nicht aus, dass es zu intensiven Umverteilungskonflikten kommen kann. Ob ein Rückbau der Sozialleistungen die zweckmäßige Strategie ist, kann bezweifelt werden. Mit der Schwächung des Inklusionsgrades kann auch die soziale Akzeptanz sinken (Schulz-Nieswandt 2002); die Einschnitte können nicht unbedingt durch private Vorsorgeanstrengungen kompensiert werden (Bulmahn 2002a). Neue Risiken ergeben sich. Die Privatisierung der sozialen Risiken eröffnet eine Autonomie, die nicht nur ambivalent ist, sondern neue Chancenungleichheiten und neue Risiken induziert oder induzieren kann (Bulmahn 2002, S. 214 f.). Der Sozialvertrag und die implizite Generationengerechtigkeit des sozialen Staates werden demographisch belastet; eine Politik der Re-Privatisierung der sozialen Risiken erodiert aber nur weiterhin die Solidaritätsbereitschaft der Bürger statt sie zu stabilisieren und neu zu fundamentieren. Mit Blick auf den Sozialstatus im Alter gilt es, kollektive Versuche zu starten, mit der archetypischen Angst vor ökonomischer Armut und sozialer Ausgrenzung im Alter (hier herrscht oftmals noch das Bild der alten, ökonomisch armen und sozial isolierten Witwe vor) neuadjustiert umzugehen, gleichzeitig aber im Lichte des subsidiären Status der menschlichen Person die Schutzwürdigkeit des Alters zu betonen und im kollektiven Gedächtnis der Gesellschaft zu bewahren.

archetypische Ängste

Literatur

Bengston, V.L. & W.A. Achenbaum (eds.) (1993). The Changing Contract Across Generations. New York: A. de Gruyter

Bergdolt, K. (2003). Der Schwarze Tod in Europa. Die Grosse Pest und das Ende des Mittelalters. 2. Aufl. München: Beck

Berger-Schmitt, R. (2003). Geringere familiale Pflegebereitschaft bei jüngeren Generationen. ISI 29, 12-15

BMFSFJ (Hrsg.) (2001). Dritter Bericht zur Lage der älteren Generation. Bundestagsdrucksache 14/5130 vom 10.01.2001

BMFSFJ (Hrsg.) (2002). Vierter Bericht zur Lage der älteren Generation. Berlin

Bohrmann, Th. (2003). Organisierte Gesundheit. Das deutsche Gesundheitswesen als sozialethisches Problem. Berlin: Duncker&Humblot

Brockmann, H. (2002). Why is less money spent on health care for the elderly than for the rest of the population? Health care rationing in German hospital. Social Science and Medicine 55, 593-608

Bulmahn, Th. (2002). Lebenswerte Gesellschaft. Freiheit, Sicherheit und Gerechtigkeit im Urteil der Bürger. Opladen: Westdeutscher Verlag

Bulmahn, Th. (2002a). Zur Entwicklung der privaten Altersvorsorge. Vorsorgebereitschaft, Vorsorgeniveau und erwartete Absicherung im Alter. WZB. FS III 02 – 404. Berlin

Bundesministerium für Soziale Sicherheit und Generationen (Hrsg.) (2000). Ältere Menschen – Neue Perspektiven. Seniorenbericht 2000: Zur Lebenssituation älterer Menschen in Österreich. Wien

Dallinger, U. (2002). Die Akzeptanz der Rentenversicherung – gibt es einen „Generationenkonflikt"? Zeitschrift für Sozialreform, 48, 659-685

Deutscher Bundestag (Hrsg.) (2002): Enquete-Kommission Demographischer Wandel. Berlin

Druwe, U. & Kunz, V. (Hrsg.) (1998). Anomalien in Handlungs- und Entscheidungstheorien. Opladen: Leske+Budrich

Grünendahl, M. (2001). Generationenbeziehung im Wandel. Frankfurt am Main: Lang

Hartig, S. (2002). Alterssicherung in der Industrialisierung. Marburg: Metropolis

Hasse, R. (2003). Wohlfahrtspolitik und Globalisierung. Opladen: Leske+Budrich

Hauser, R. (2002). Soziale Indikatoren als Element der offenen Methode der Koordinierung zur Bekämpfung von Armut und sozialer Ausgrenzung in der Europäischen Union. Zeitschrift für Sozialreform 48 (3), 251-261

Heinemann, I. (1999). Public Choice und moderne Demokratietheorie. Frankfurt am Main: Peter Lang

Hondrich (2001). Der Neue Mensch. Frankfurt am Main: Suhrkamp

Johnson, P., Conrad, Chr. & D. Thompson (eds.) (1990). Workers versus Pensioners: Intergenerational Justice in an Aging World. Manchester University Press

Kohl, J. (2003). Breite Zustimmung für Beibehaltung des Rentenniveaus auch bei steigenden Beiträgen. ISI 29, 1-6

Kruse, A., Gaber, E., Heuft, G., Oster, P., Re, S. & F. Schulz-Nieswandt. (2002). Gesundheit im Alter. Gesundheitsberichterstattung des Bundes. H. 10. Berlin: Verlag Robert Koch-Institut

Kruse, A., Knappe, E., Schulz-Nieswandt, F., Schwartz, F.-W. & J. Wilbers (2003). Kostenentwicklung im Gesundheitswesen: Verursachen ältere Menschen höhere Gesundheitskosten? Expertise, erstellt im Auftrag der AOK Baden-Württemberg. Heidelberg

Künzel-Schön, M. (2000). Bewältigungsstrategien älterer Menschen. Weinheim-München: Juventa

Laslett, P. & J.S. Fishkin (eds.) (1992). Justice between Age groups and Generations. Yale University Press: New Haven

Lorz, O. (2003). Intergenerative Umverteilung in der repräsentativen Demokratie. Berlin u.a.: Springer

Reckling, F. (2002). Interpretative Handlungsrationalität. Intersubjektivität als ökonomisches Problem und die Ressourcen der Hermeneutik. Marburg: Metropolis

Renn, H. & Schoch, D. (2003). Grundsicherungsgesetz. Baden-Baden: Nomos

Scharpf, F.W. (2000). Interaktionsformen. Akteurszentrierter Institutionalismus in der Politikforschung. Opladen: Leske+Budrich

Schetsche, M. (1996). Die Karriere sozialer Probleme. München-Wien: Oldenbourg

Schetsche, M. (2000). Wissenssoziologie sozialer Probleme. Opladen: Westdeutscher Verlag

Schmeisser, W. & Bischoff, B. (2003). Neustrukturierung der drei Säulen des Alterssicherungssystems in Deutschland. München-Mering: Rainer Hampp

Schmidt, M.G. (1999). Warum die Gesundheitsausgaben wachsen. Befunde des Vergleichs demokratisch verfasster Länder. Politische Vierteljahresschrift 40 (2), 229-245

Schmidt, M.G. (2000). Demokratietheorien. 3., überarb. U. erw. Aufl. Opladen: Leske & Budrich

Schneider, S. (2002). Lebenstil und Mortaltät. Opladen: Westdeutscher Verlag

Schulte, B. (2002). Die „Methode der offenen Koordinierung" – Eine politische Strategie in der europäischen Sozialpolitik auch für den Bereich des sozialen Schutzes. Zeitschrift für Sozialreform 48 (1), 1-28

Schulz-Nieswandt, F. (2000): Studien zur strukturalen Anthropologie sozialer Hilfeformen und sozialer Risikogemeinschaften. Regensburg: Transfer Verlag

Schulz-Nieswandt, F. (2001). Mit 60 in Rente? Das Problem der Altersgrenze. In A. Rauscher (Hrsg.). Die Arbeitswelt im Wandel. Köln. J.P. Bachem Verlag, 105-125

Schulz-Nieswandt, F. (2002). Treffsicherheit in der Sozialpolitik. In M. Held, G. Kubon-Gilke & R. Sturn (Hrsg.). Normative und institutionelle Grundfragen der Ökonomik. Jahrbuch 1: Gerechtigkeit als Voraussetzung für effizientes Wirtschaften. Marburg: Metropolis Verlag, 279-299

Schulz-Nieswandt, F. (2002a). Zur Genossenschaftsartigkeit der Gesetzlichen Krankenversicherung. Weiden-Regensburg: Eurotrans Verlag

Schulz-Nieswandt, F. (2002b). Arbeit und Freizeit. Erwartungen und Enttäuschungen. In A. Bellebaum (Hrsg.). Glücksforschung. Eine Bestandsaufnahme. Konstanz: UVK, 193-212

Schulz-Nieswandt, F. (2003). Die Kategorie der Lebenslage – sozial- und verhaltenswissenschaftlich rekonstruiert. In F. Karl (Hrsg.). Sozial- und verhaltenswissenschaftliche Gerontologie. Weinheim-München: Juventa, 129-139

Schulz-Nieswandt, F. (2003a). Strukturelemente einer Ethnologie der medizinischpflegerischen Behandlungs- und Versorgungspraxis. Weiden-Regensburg: Eurotrans Verlag

Schulz-Nieswandt, F. (2004). Geschlechterverhältnisse, die Rechte der Kinder und Familienpolitik in der Erwerbsarbeitsgesellschaft. Hamburg: Lit Verlag

Statistisches Bundesamt (Hrsg.) (2002). Datenreport 2002. In Zusammenarbeit mit WZB und ZUMA. Bonn: Bundeszentrale für politische Bildung

Tesch-Römer, C., Motel-Klingebiel, A. & J.J. von Kondratowitz (2000). Sicherung der Solidarität der Generationen. Diskussionspapiere Nr. 33. Berlin: DZA

Toft, Chr. (2003). Die internationale Debatte um den Umbau und die Reform des Wohlfahrtsstaates. Zeitschrift für Sozialreform, 49, 2003, 1-25

Tollmann, A. & Tollmann, E. (1993). Und die Sinnflut gab es doch. Vom Mythos zur historischen Wahrheit. München: Droemer-Knaur

VdAK (2003). Ausgewählte Basisdaten des Gesundheitswesens. Siegburg

Walker, A. (ed.) (1996). The New Generational Contract. Intergenerational Relations, Old Age and Welfare. London: UCL-Press

Walker, A. & T. Maltby (1997). Ageing Europe. Buckingham/Phil.: Open University Press

Williamson, J.B. & Pampel, F.C. (1993). Old age security in comparative perspective. New York-Oxford: Oxford University Press

Wilson, G. (2000). Understanding old age. London: Sage

Winkle, S. (1997). Kulturgeschichte der Seuchen. Düsseldorf-Zürich: Artemis & Winkler

Wulfhorst, B. (2002). Theorie der Gesundheitspädagogik. Weinheim-München: Juventa

Altenpflege

II. Geriatrische Rehabilitation, Integrationsversorgung, kommunikative Medizin

Schlüsselwörter und Themen:
Effizienz und Effektivität – stationäre Akutmedizin und DRG-Finanzierung – Risikoselektion – Geriatrie – Integrierte Versorgung und kommunikative Medizin – Vergütungsökonomik – Modernisierung des Vertragssystem – Gesundheitsmodernisierungsgesetzgebung

1. Einleitung

Gegenüber einem 1998 auf dem IV. Kongress der DGGG gehaltenen Vortrag „Die Zukunft der medizinischen Rehabilitation gemäß SGB V und SGB XI"[19] im Kontext des Wandels des bundesdeutschen medizinischen Versorgungssystems" (Schulz-Nieswandt 2000; Steinhagen-Thiessen u.a. 2003) ist zunächst im Prinzip nicht viel neues vorzutragen. Insbesondere die sozialrechtliche Trennung von Krankheit und Pflege im SGB V und SGB XI hat sich infolge der Budgettrennung der Kranken- und Pflegekassen als Nachteil für die geriatrische Rehabilitation (vgl. auch Kapitel III) erwiesen. Eine Kasseler Dissertation von Plute (2002) hat dies eindrucksvoll darlegen können. Insofern steht es mit dem – evidenzgesicherten – Beitrag der geriatrischen Rehabilitation zur Erhaltung der Selbstständigkeit im Alter (Berting-Hünecke u.a. 2001) schlecht. Der Dritte und Vierte Altenbericht der Bundesregierung, auch der Abschlußbericht der En-

Persistenz der Probleme

---

[19] Zur Gesamteinschätzung des SGB XI – wobei zu bedenken ist, dass das SGB XI nicht rein ein Altenpflegesicherungssystem ist: vgl. zu Kindern Bombeck 2003 – vgl. Dietz 2002; Meier 1997; Meier 1998; Meyer 1997; Pabst 2002; Strünck 2000. Zur ersten Wirkungsabschätzung vgl. u.a. Rothgang 1997; Rothgang & Vogler 1998; Schneekloth & Müller 1999. Ferner Schölkopf 1999, 2000. Europäisch vergleichend auch Skuban (2004). Zum MDK vgl. König 2003. Zur Beratungsproblematik vgl. auch Koch-Straube (2001) sowie Steimel (2003). Zur Einbettung des Hausarztes in ein gerontologisches Team vgl. Döhner u.a. 2002.

normativ-
rechtliche
Vorgaben

quete-Kommission des Deutschen Bundestages zum Demographischen Wandel haben die (partielle) Re-Integration der Gesetzbücher gefordert. Die Auswirkungen des SGB IX[20] sind diesbezüglich noch nicht so recht abzuschätzen.[21] Auch die Frage der angemessenen Kapazitätsentwicklung ambulanter/mobiler, teilstationärer und stationärer rehabilitationszentrierter Geriatrie ist im Vergleich zu 1998 nicht positiver zu beantworten (vgl. hierzu ebenfalls Plute 2002). Dabei sind die normativ-rechtlichen Vorgaben eindeutig: Von grundlegender Bedeutung ist es, dass im SGB XI an sich die ganze Kette medizinischer Behandlung, (geriatrischer) Rehabilitation, pflegerischer Versorgung und sozialer Betreuung genannt ist. Umgekehrt sieht das SGB V gemäß § 1 vor, dass die Krankenkassen als Solidargemeinschaften die Aufgabe haben, „die Gesundheit der Versicherten zu erhalten, wiederherzustellen oder ihren Gesundheitszustand zu verbessern." In diesem funktionalen Kontext haben gemäß § 11 (2) SGB V Versicherte „auch Anspruch auf medizinische und ergänzende Leistungen zur Rehabilitation, die notwendig sind, um einer drohenden Behinderung oder Pflegebedürftigkeit vorzubeugen, sie nach Eintritt zu beseitigen, zu bessern oder eine Verschlimmerung zu verhüten." Insofern liegt zwischen SGB V und SGB XI trotz sozialrechtlicher Trennung von Krankheit und Pflegebedürftigkeit eine sachliche Verflechtung vor, die bei der Diskussion der Integrationsversorgung zu berücksichtigen sein wird.

Nun ist das Thema der Integrationsversorgung in der Diskussion (zum Teil auch in der Praxis) etwas voran gekommen. Versteht man die geriatrische Rehabilitation – zu denken ist etwa an das Krankheitsbild des Schlaganfalls (Busse 2002; Maier-Baumgartner 2000; Conzelmann & Mainz 2003) – als Glied einer optimalen Versorgungskette, so hängt

---

[20] Zu der steigenden Bedeutung der Versorgung älter werdender (geistig oder komplex) Behinderter wird demnächst eine Expertise von Schulz-Nieswandt & Kruse (2004) vorgelegt.

[21] Vgl. zu diesem Problemkreis Feldes 2002; Fuchs 2001, 2002; Fuchs u.a. 2002; Kossens u.a. 2002; Reimann 2002; Rische 2001; Stähler 2001, 2001a.

das Schicksal der Rehabilitation im Alter von den Fortschritten einer kommunikativen Integrationsmedizin ab. Der nachfolgende Beitrag will zum Verständnis des diesbezüglichen Standes der Dinge beisteuern.

Die – gleich noch folgende – ausführliche Darstellung zu einer Theorie der kommunikativen Medizin soll dazu beitragen, die Bedeutung der Lebenslagenbezogenheit des gesundheitlichen Versorgungssystems in Erinnerung zu rufen. Dies ist für eine Integrationsmedizin eine Basisvoraussetzung. Gerade auch für die Rehabilitation im Alter ist eine hohe Kunst der Rehabilitationsdiagnostik (vgl. Schulz-Nieswandt 2003, 95 ff.) vorauszusetzen, die in der Lage ist, die Ressourcensituation des Patienten abzuschätzen und angemessen im Rahmen eines Assessments zu berücksichtigen. Dies umfasst sowohl personologische Merkmale als auch kontextuelle Ressourcen, wobei Person und Kontext als in Wechselwirkung stehend zu beachten sind.

Rehabilitationsdiagnostik

2. Zur Effektivität und Effizienz des derzeitigen bundesdeutschen Gesundheitswesens

Der Anteil der Gesundheitsausgaben am Bruttoinlandsprodukt ist in Deutschland in den letzten 10 Jahren nicht dramatisch angestiegen. Durch die Koppelung der GKV-Einnahmen an die makroökonomischen Trendentwicklungen (Wachstum und Konjunktur, Beschäftigung und Löhne) bestehen aber seit 25 Jahren eine latente und immer wieder aufbrechende Lücke zwischen Einnahmen und Ausgaben der GKV. Eine einnahmeorientierte Ausgabenpolitik zwang daher immer wieder zur Anhebung der Beitragssätze in der GKV.[22] Auch ist der GKV durch eine Politik der Lastenverschiebung zwischen den Sozialversicherungszweigen die einnahmeseitige Problematik gesteigert worden (etwa durch die massiven Frühverrentungen).

Gesundheitsausgaben

---

[22] Vgl. im Internet auf der Universitäts-Homepage des Autors (www.uni-koeln.de/wiso-fak/soposem/snw/startseite.shtml) die Schaubildsammlung „Datensammlung zur Sozialpolitik".

Über-, Unter-, und Fehlversorgung

Dennoch gibt es auch auf der Ausgabenseite Steuerungsprobleme. Das Gesundheitswesen der Bundesrepublik Deutschland weist das Phänomen der Gleichzeitigkeit von Über-, Unter- und Fehlversorgung[23] auf. Insbesondere die Entwicklung eines wirksamkeitsgeprüften Leistungskatalogs der Solidarversicherung stellt eine Herausforderung (Schulz-Nieswandt 2002) dar.[24]

bedarfsgerechte Versorgung

Angesichts der Zielproblematiken im GKV-gesteuerten Gesundheitswesen[25], nämlich eine bedarfsgerechte Versorgung unter der Bedingung der betrieblichen Wirtschaftlichkeit, der allokativen (zielorientierten[26]) Systemeffizienz und der Beitragssatzstabilität zu realisieren, besteht das Hauptproblem der Gesundheitspolitik darin, effiziente institutionelle Arrangements (Vertragswesen und Praxis der Sicherstellung) sowie optimale Vergütungsformen (keine Überproduktion, hohe Qualität, keine Risikoselektion etc.) zu finden und zu realisieren.

Das nachfolgende Schaubild 7 bietet einen Überblick auf die Zusammenhänge, die als Systemstruktur des Gesundheitswesens behandelt werden müssen.

Im Mittelpunkt steht das Ziel der Optimierung der Inanspruchnahmeprofile. Über-, Unter- und Fehlinanspruchnah-

---

[23] Vgl. dazu Meggeneder (Hrsg.) 2003.
[24] Die Entwicklung der Disease Management Programme (DMPs) – vgl. § 137f SGB V – infolge der Reform des Risikostrukturausgleichs (RSA) sollen hier höhere Kosteneffektivität und höhere Qualität der krankheitsbildzentrierten Versorgung gewährleisten, also die Medizin aus der diagnostisch-therapeutischen Beliebigkeit herausführen, die mit der uneingeschränkten Arztwahlfreiheit und der unbegrenzten ärztlichen Handlungsfreiheit verbunden ist.
[25] Zu den folgenden Ausführungen finden sich im Internet auf der Universitäts-Homepage des Autors (www.uni-koeln.de/wiso-fak/soposem/snw/startseite.shtml) verschiedene Schaubildersammlungen, die helfen, die komplexen Zusammenhänge zu erläutern. Vgl. etwa auch die Schaubildsammlung „Ökonomik und Ethos in der Medizin".
[26] Präferenzorientiert kann man hier nicht ohne weiteres sagen, da keine Marktsteuerung vorliegt.

men sind abzubauen. Die Inanspruchnahmeprofile sind Ergebnisse der Wechselwirkung des Anbieter- und des Nachfrageverhaltens. Jeweils beide Verhaltensmuster sind von vielschichtig angeordneten Variablen abhängig. Im Schaubild 7 wird die Abhängigkeit des Nachfrageverhalten vom Sozialversicherungssystem dargestellt, welches wiederum im Lichte der normativ-rechtlichen Vorgaben zu begreifen ist.

Optimierung von Inanspruchnahmeprofilen

Schaubild 7: Strukturanalyse des Gesundheitswesens

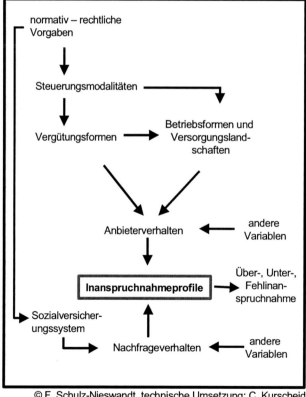

© F. Schulz-Nieswandt, technische Umsetzung: C. Kurscheid

Das Anbieterverhalten ist vom interdependenten Systemgefüge der normativ-rechtlichen Vorgaben, der institutionellen Steuerungsmodalitäten und der (anreizökonomischen) Vergütungsformen abhängig (vgl. auch Wille (Hrsg.) 2003 und Henke, Rich & Stolte (Hrsg.) 2004). Steuerungsweisen und Vergütungsformen bahnen das rationale Verhalten der Leistungsanbieter durch Spezifizierung des Vertragswesens, durch Implementation neuer Betriebsformen und durch Strukturierung der Versorgungslandschaften.

In diesem thematischen Umkreis wird dem Gesundheitswesen eine Fülle von Schnittstellenproblematiken nachgewiesen, die sich vor allem (budgetierungsbedingt) aus der sektoralen Fragmentierung des Systems (innerhalb des Wirkkreises des SGB V), aber auch sozialgesetzbuchübergreifend etwa mit Blick auf transsektorale Versorgungs- und Patientenpfade ergeben. Man denke z.B. bei Oberschenkelhalsbrüche an das Durchlaufen der (stationären) Akutmedizin, der (geriatrischen) Rehabilitation und der pflegerischen Sicherstellung der häuslichen Versorgung. Insbesondere rehabilitationsbezogen wird eine Reintegration von SGB V und SGB XI gefordert, unabhängig von der Abschätzung der Bedeutung des SGB IX. Normativ-rechtlich ist eine integrierte Versorgung allein im Lichte von §1 (1) SGB I i.V.m. §17 (1) SGB I gefordert. (Fraglich bleibt, ob hier Kostensenkungspotentiale zu erwarten sind. Darauf wird die Betrachtung nochmals im abschließenden Kapitel IV zurück kommen.)

SGB I

Im Lichte der demographischen Entwicklung (vgl. nunmehr zur 10. koordinierten Bevölkerungsprognose Sommer 2003; mehr Literatur in Schulz-Nieswandt 2004) und mit Blick auf die damit verbundenen epidemiologischen Veränderungen im Krankheitspanorama der Bevölkerung (Kruse, Knappe, Schulz-Nieswandt, Schwartz & Wilbers 2003) ist ein Fortschritt in der Integrationsversorgung deshalb anzumahnen, da gerade der Formenkreis geriatrischer Erkrankungen (Multi- oder Co-Morbiditäten, Chronifizierungen, alltagsbezogene Funktionseinschränkungen, kognitive Veränderungen und psychosoziale Begleitbedürfnisse u.a.m.) einen vertieften Bedarf an Management der Patientenpfade nach sich zieht. In-

Krankheitspanorama

sofern sollten evidenzgestützte, standardisierte Versorgungspfade im Rahmen eines Case Managements personenzentriert/passungsfähig praktiziert werden. Der nur scheinbar paradoxe Begriff des individualisierten Care Managements wäre angebracht.

Management von Patientenpfaden

3. Stationäre Akutmedizin[27] unter dem DRG-Regime: Folgen für die Integrationsproblematik

Aus Gründen der Ausgabensteuerung geht der Gesetzgeber immer mehr dazu über, die Anbieter durch Formen pauschaler Vergütung zu steuern. Verhaltenswissenschaftlich lässt sich auch gut abbilden, wie die Überproduktion von Leistungen in Diagnostik und Therapeutik durch Formen pauschaler Vergütung reduziert werden kann. Allerdings ist dann verstärkt mit Risikoselektion (Weiterleitungsketten medizinisch schwieriger, ökonomisch unattraktiver Patienten) und Qualitätseinbußen zu rechnen – wenn nicht institutionell gegengesteuert wird. Damit (vgl. auch Kraus u.a. (Hrsg.) 2003) ist die Qualitätssicherstellungsmanagement (dazu Lauterbach & Schrappe (Hrsg.) 2001) ebenso angesprochen wie eine Optimierung der Versorgungsketten, um Risikoselektion zu vermeiden oder zu reduzieren. Dies kann zum Teil durch eine Differenzierung der Vergütungsformen geschehen; vor allem wird man aber die Versorgungsintegration intra- und transsektoral vorantreiben müssen.

Differenzierung von Vergütungsformen

Wirkungsproblematik von DRG's

Schaubild 8 stellt einige Aspekte dieser komplexen Implementations- und Wirkungsproblematik dar. Die DRGs selbst stellen die Preisbildung da. Die Analyse geht davon aus, dass es auch Mengenverhandlungen zwi-

---

[27] Die Entwicklung von DRG-Systemen ist auch für die Geriatrie, Rehabilitation und Pflege angedacht (vgl. in Lüngen & Lauterbach 2003). Die Psychiatrie dürfte wohl außen vor bleiben. Für die Geriatrie sind durch das FPÄndG gewisse Spielräume geschaffen worden (Borchelt 2003). Die weitere Entwicklung ist abzuwarten. Es scheint sich aber abzuzeichnen, dass eine Reihe geriatrischer Besonderheiten bei der G-DRG-Umsetzung berücksichtigt werden: vgl. Borchelt, Wrobel & Pientka (2003).

schen Kassen und Krankenhäusern gibt. Damit ist pro Haus die Fallzahlensteuerung in Grenzen möglich, als Summe des Leistungsgeschehens, sofern es sich um krankenhausexogene Nachfrageentwicklungen handelt, nicht. Das Pflegetagevolumen kann auch unter diesen Bedingungen auf hohem Niveau verharren oder gar steigen, da das Pflegetagevolumen als Multiplikation der Fallzahlen und der (sicherlich rapide sinkenden) durchschnittlichen Verweildauer definiert ist. Die Verkürzung der Verweildauer führt zu Innovationsbedarf in dem Entlassungsmanagement, sonst droht – wie im Schaubild 8 dargestellt – ein Drehtürmechanismus, der eventuell strategisch auch mit Blick auf die endogene Fallzahlinduzierung zu sehen ist. Die Verweildauerverkürzung führt aber auch zu den anderen, hier diskutierten Effekten (krankenhausinternen oder externen, aber intrasektoralen Weiterverweisungsketten; klinischer Instabilität in der Reha-Überleitung etc.). Der klinische Zustand zum Zeitpunkt der Entlassung scheint die zentrale problematische Variable zu sein. Dies hätte nämlich auch Auswirkungen auf die Sicherstellung der häuslichen Versorgung. Dabei ist der Pflegebedarf abzuschätzen, aber insgesamt – im Rahmen eines fachlich angemessenen Assessments – die Potentiale des Social supports, die Wohnbedingungen, die personalen Kompetenzprofile etc.

Verweildauerverkürzung

Die DRGs sind bekanntlich ein diagnoseorientiertes Patientenklassifikationssystem, auf das dann ein System der Fallpauschalen aufgesetzt werden kann. Auf Details kann hier nicht eingegangen werden (vgl. auch Lüngen & Lauterbach 2003). Für das gestellte Thema sind zwei Auswirkungskreise (Schulz-Nieswandt 2003a, 2003b sowie Wasem, Kleinow & Schulz-Nieswandt 2002) zu unterscheiden, die beide letztendlich in einer international evidenten, daher erwartbaren Verkürzung der Verweildauer resultieren und auf die weiter unten einzugehen sein wird:

DRG-Auswirkungskreise

(α) die krankenhausinternen Anpassungsleistungen und

(β) die krankenhausübergreifenden Ausstrahlungseffekte auf das Gesamtsystem des Gesundheitswesens.

Schaubild 8: Versorgungsmanagement unter DRG-Bedingungen

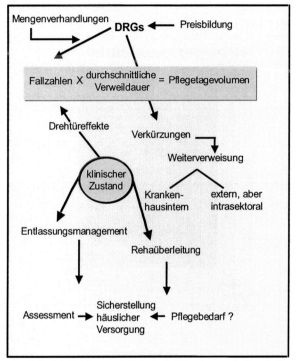

© F. Schulz-Nieswandt, technische Umsetzung: C. Kurscheid

Das nachfolgende zweiteilige Schaubild 9a differenziert hinsichtlich der DRG-Einführung und -Fortentwicklung drei Szenarien (I bis III). Die Differenzen werden hinsichtlich der Beziehung der Sektoren der Akutmedizin, der Geriatrie und der Rehabilitation im SGB XI-Feld deutlich. Der Teil (a) des Schaubildes 9 bezieht sich auf das SGB V-Feld und platziert vor allem die Geriatrie im Spannungsfeld zwischen Akutmedizin

Geriatrie und SGB XI

und Rehabilitation. Der Teil (b) des Schaubildes 9 behandelt das Rehabilitationsgeschehen im SGB XI-Feld. Das Schaubild verarbeitet die unterschiedlichen Problemstellungen und Fragenkreise, die in der Differenzierung der beiden Punkte (α) und (β) mit Blick auf die strategischen Entwicklungsaufgaben des Krankenhauses im transsektoralen Kontext gestellt sind.

Schaubild 9a: Szenarien der Integration von Akutmedizin, Rehabilitation und Pflege im SGB V-Feld

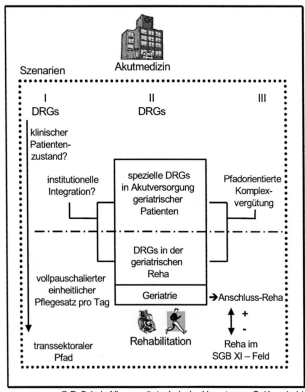

© F. Schulz-Nieswandt, technische Umsetzung: C. Kurscheid

Szenario I sieht eine Einführung von DRGs in der stationären Akutmedizin vor, aber der Rehabilitationssektor arbeitet mit vollpauschalierten einheitlichen Pflegesätzen pro Tag. Szenario II sieht DRGs im Akutmedizinsektor der Krankenhäuser vor und spezifische DRGs werden auch für die Akutversorgung geriatrischer Patienten entwickelt. Additiv hinzukommen nun auch DRGs für die Geriatrie als Rehabilitation. Dann stellt sich hierbei die Frage nach der betrieblich-institutionellen Integration, wenn Risikoselektionen an der Schnittstelle von beiden geriatrischen Funktionskreisen (Akutversorgung geriatrischer Patienten und geriatrische Rehabilitation)

pfadorientierte Komplexvergütung

Schaubild 9b: Szenarien der Integration von Akutmedizin, Rehabilitation und Pflege im SGB XI-Feld

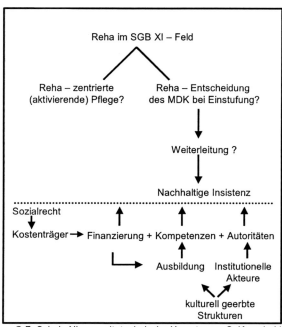

© F. Schulz-Nieswandt, technische Umsetzung: C. Kurscheid

vermieden werden sollen. Insbesondere stellt sich die Frage, in welchem klinischen Zustand der Patient die sektorale Grenze überschreitet. Instabil? Einige Fragen – u. a. wird im Szenario III angedeutet – könnten einer Lösung zugeführt werden, wenn es gelinge, pfadorientierte Komplexvergütungen zu entfalten, die betrieblich-institutionelle Integrationen auch von der Finanzierungsseite her fundieren.

Augenblicklich befindet sich die Entwicklung im Übergang vom Szenario I zu Szenario II, III wird durchaus diskutiert.

Eine Anmerkung noch an der Nahtstelle der Medizin zur Altenpflegeproblematik im Schaubild 9b. Die Anschluss-Rehabilitation mag noch hochwertig verlaufen (vgl. Plus-Zeichen, wenngleich sich auch hier Fragen der Anwendung des RSA stellen können); aber die Rehabilitation im SGB XI-gesteuerten Bereich ist unterentwickelt (vgl. Minus-Zeichen). Dies betrifft sowohl die Praxis der Reha-Empfehlungen des MDK bei der Einstufung, aber auch die Idee einer Rehazentrierten (aktivierenden) Pflege insgesamt.

SGB XI

Zur α-Dimension der DRG-Auswirkungskreise: Das Krankenhaus (Schölkopf 2002; international McKee & Healy (Hrsg.) 2002; Stapf-Finé & Schölkopf 2002) wird vor großen Anforderungen stehen, die internen Ablaufprozesse zu optimieren. Gelingen diese dem Krankenhaus nicht, ist es folglich nicht als Organisation (allgemein: Neubauer 2003) lernfähig (Kühnle 2000), wird dies u.a. eine massive Verschlechterung der Arbeitsbedingungen des Personals induzieren.[28] Diese internen Optimierungsprobleme betreffen vor allem das Management der klinischen Pfade (Gödecker-Geenen & Nau (Hrsg.) 2002; Hellmann (2002); Gödecker-Geenen, Nau & Weis (Hrsg.) 2003; Greiling (Hrsg.) 2003; Kahla-Witzsch & Geissinger 2003) aus patientenzentrierter Sicht.

Management klinischer Pfade

---

[28] Zur Personalführung unter DRG - Bedingungen vgl. Rathje 2003.

Angesichts der soziologisch gesicherten und psychologisch ergründeten Kommunikationsprobleme zwischen den verschiedenen Professionen und zwischen der Medizin und dem Patienten und seinen Angehörigen (vgl. Schulz-Nieswandt 2003; Lecher, Klapper, Schaeffer & Koch 2003; Sieger & Kunstmann 2003) darf man hinsichtlich der Lernfähigkeit und der Optimierungsleistungen zunächst skeptisch sein. Wesentliche Bedeutung für die Optimierung der krankenhausinternen Ablaufprozesse, aber auch für die unter (β) noch anzusprechenden Managementprobleme hinsichtlich der post-hospitalen, extramuralen Versorgung kommen den sozialen Diensten zu (Gödecker-Geenen, Nau & Weis (Hrsg.) 2003; Reinecke (Hrsg.) 2001; Schwaiberger 2002).

Kommunikation im Krankenhaus

4. Integrierte Versorgung basiert auf einer kommunikativen Medizin

Die Gesundheits(reform)politik muss Rahmenbedingungen für eine kommunikative Medizin finanzieren. Eine „gute" Medizin ist eine kommunikative Medizin. Die kommunikative Medizin steigert simultan die Qualität der Versorgung und die Kosteneffektivität, und eine kommunikative Medizin ist Ausdruck einer neuen Medizinkultur.

kommunikative Medizin

Der Ausgangsbefund ist evident und wurde oben bereits angesprochen: Im deutschen Gesundheitswesen findet gleichzeitig Über-, Unter- und Fehlinanspruchnahme (Meggeneder (Hrsg.) 2003) statt. Es fehlt an richtigen Anreizstrukturen, optimale Versorgungs- und Behandlungspfade des Patienten zu bahnen. Hier muss eine Ökonomik neuer Vergütungsformen (Wille (Hrsg.) 2003) der Umsetzung der normativ-rechtlichen Vorgaben der Solidarversicherung dienen. Dies spricht aber für morbiditätsorientierte Zielvereinbarungen und für das „Geld folgt Leistung"-Prinzip (von Stillfried & Gramsch 2003), sonst wird eine entsprechende Medizin- und Pflegekultur in den Vergütungen nicht adäquat abgebildet.

„Geld folgt Leistung"

Medizinkultur

gute Pflege

Dennoch reicht eine solche Ökonomik nicht aus, um eine gute Medizin und Pflege zu verwirklichen. Behandlung, Versorgung und Betreuung – vor allem im Lichte der neuen Patientenstruktur infolge der demographischen Veränderungen (Kruse, Knappe, Schulz-Nieswandt, Schwartz & Wilbers 2003) – müssen auf einer neuen medizinkulturellen Grundlage geschehen (vgl. Schaubild 10). Die Finanzierung des Gesundheitssektors muss Raum geben für eine kommunikative Medizin und für eine optimal genutzte Pflegekompetenz, die sich im multi-professionellen Team um den Patienten und seinen sozialen Netzen gruppiert. Eine solche kommunikative Medizin hat ihren Preis. Risikoadjustierte Kopfpauschalen im ambulanten Sektor oder DRGs im Akutkrankenhaus oder auch Netzbudgets müssen nicht nur den klinischen Aufwand gut abbilden, sondern auch eine gute Pflege und den Raum, den man einer kommunikativen Medizin geben muss.

Schaubild 10: Prozess-induzierte Ergebnisse

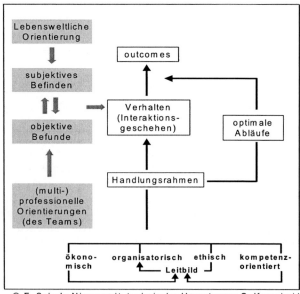

© F. Schulz-Nieswandt, technische Umsetzung: C. Kurscheid

Eine kommunikative Medizin, die die Versorgungsqualität, aber auch die Kosteneffektivität steigert, füllt den Rahmen, den intelligente Vergütungsformen setzen, ethos-orientiert aus. Eine kommunikative Medizin ist Ausdruck einer neuen Medizinkultur. Diese ist zwar arztzentriert, aber nicht mehr arztdominiert; sie baut die bestehende Asymmetrie zwischen Arzt und Patient ab (hierzu auch Schneider 2002; Klemperer 2003), soweit sie abbaubar ist und ersetzt sie durch eine dialogische Diagnostik, die sich ganzheitlich an die Person und ihrer Lebenslage orientiert. Gute kommunikative Medizin (vgl. Schaubild 10) programmiert nicht einfach Therapiepläne im Licht der medizinischen Befunde, sondern im verstehenden Austausch mit den subjektiven Befindlichkeiten, den subjektiven Krankheitslehren, den Lebensqualitätsvorstellungen der Patienten und ihren Netzen (vgl. auch am Beispiel türkischer Migrantinnen: David & Borde 2001).

dialogische Diagnostik

Dies ist in einer Welt der chronifizierten Krankheitsbilder der Bevölkerung zwingend eine dringliche Gestaltungsaufgabe. Nicht heroische operative Heilung (Schulz-Nieswandt 2003) ist der Alltag der Medizin, sondern die medizinische Begleitung des chronisch Kranken, der mit seiner Beeinträchtigung, seinen Behinderungen, seinen Schmerzen, seinen Lebensqualitätsprofilen zu leben hat (vgl. auch Lown 2002).

medizinische Begleitung

Diese Medizin setzt einerseits den Patienten als Mit-Produzenten[29] von gesundheitsbezogener Lebensqualität voraus; der Arzt bedarf andererseits eine neue medizinkulturelle Haltung, die diesem Geschehen passungsfähig ist. Der „neue" Arzt (Dörner 2001) muss kein Über-Mensch sein; auch er ist mitgeprägt von den allgemeinen gesellschaftlichen Einstellungen und Wertorientierungen, teilt die Mentalität und die sozialcharakterlichen Zuschnitte des Menschen in der modernen Gesellschaft. Er

Arztbilder

---

[29] Vgl. zum Decision-sharing auch Scheibler & Pfaff (Hrsg.) 2003.

neue
Medizinkultur

ist nicht mehr, aber auch nicht weniger moralisch geadelt als die Restpopulation. Er braucht aber eine neue Haltung, die den naturwissenschaftlichen Kern der Humanmedizin nicht aufgibt (eher perfekt beherrschen soll), aber den cartesianischen Zuschnitt und Zugriff auf den anatomisch zerlegten, fragmentierten Menschen als Falldiagnose auf der Grundlage der Laborwerte re-integriert in ein Behandlungsleitbild, das ein zufriedenes Leben mit (chronischen) Krankheiten und mit Funktionseinbußen optimieren hilft. Medizin (Schulz-Nieswandt 2003) kann nicht nur nach dem magischen Bild einer heilorientierten Interpenetration (Injektion) in den entpersonalisierten Körper arbeiten (Overlander 2001); sie ist keine – maskuline (Bronner, 2000, 46 f.) – angewandte Maschinenbauwissenschaft (Borgers, 2002, 181 f.); sie muss den Körper als Teil einer personalen Gestalt begreifen lernen. Eine solche kommunikative Medizin braucht (vgl. Schaubild 11) eine neue Ausbildung, die zu neuen Haltungen führt.

„Der neue Arzt"

Klinischer Alltag und medizinische Anthropologie

Der klinische Alltag ist weit von einer solchen Praxis entfernt. Es fehlt der Medizin an angewandter medizinischer Anthropologie. Das ist mit einer entsprechenden Vorlesung im Medizinstudium nicht getan, wenngleich diese auch nicht schadet. Die medizinische Anthropologie und ein Prozess des diesbezüglichen Kompetenzerwerbs müssen in der klinischen Ausbildung systematisch integriert werden und ein nie abreißendes Thema der Weiter- und Fortbildung sein (vgl. Schaubild 11).

Interprofessionelles Leistungsgeschehen

Standesgrenzen

Nur so können die Ablaufprozesse mit Blick auf die vielen Schnittstellen im Krankenhaus (vgl. neben Schulz-Nieswandt 2003 auch Wallenczus 1998 sowie Wicks 1998), aber auch im transsektoralen Pfadgeschehen optimal gemanaged werden. Medizin bleibt eingebettet in komplizierte Konstellationen, die die ärztlichen Berufe, die therapeutischen und pflegerischen Professionen, die medizin – komplementären sozialen Dienstleistungen, die Patienten, deren Angehörige und deren soziale Netze bilden. Hier überwiegen zum großen Teil ständische Grenzen und fragmentierte Kommunikationen, hier wird nicht in horizontalen Vernetzungen, sondern in versäulten Hierarchien gedacht und gehandelt.

Schaubild 11: Determinanten der kommunikativen Medizin

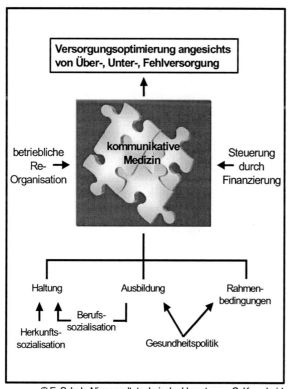

© F. Schulz-Nieswandt, technische Umsetzung: C. Kurscheid

Diese kommunikative Medizin kann helfen, eine humane Alternative zur Rationierung zu verwirklichen.[30]

---

[30] Das betrifft zum Beispiel auch die Nutzung von Humor im therapeutischen Prozess: vgl. Lotze 2003. Ähnliche Bewältigungsprobleme (stresstheoretisch formuliert: Esch 2002) werden – naheliegend angesichts der Lehrergesundheitsentwicklung (Weber 2002) – im Lehrerberuf diskutiert: vgl. Rissland 2002.

humane Alternative zur Rationierung

neue Betriebsformen

Ethisch (zur Medizinethik vgl. auch allgemein Kress 2003) fundiert soll rationaler Therapieverzicht eine Alternative zu knappheitsbedingten Risikoselektionen sein. Neben einer neuen medizinischen Haltung bedarf eine solche optimale, nicht maximierende diagnostisch-therapeutische Medizinpraxis auch neue Betriebsformen, in denen sich die neue Medizinkultur entfalten kann. Im einem pluralen System vielfältiger Betriebsformen sollten sich im Wettbewerb durchaus Gesundheitszentren entfalten können, die multi-professionelle Fallkonferenzen, angewandte Leitlinien und somit eine Medizin der zwischenmenschlichen Beziehung ermöglichen. Eine weitere Variante kann aber auch die kontinuierliche Begleitung im Krankheitsverlauf durch Case Manager oder Gesundheitsmanager sein[31]. In einem solchen Fall begleitet, koordiniert und organisiert der Case Manager die Versorgungskette und erfüllt so eine Brückenfunktion zwischen den Medizinern und den Patienten.

Zur β-Dimension der DRG-Auswirkungskreise: Verkürzt sich die Verweildauer im Akutkrankenhaus, so bieten Pauschalvergütungen – die ja explizit verweildauerunabhängige Vergütungsformen darstellen – ökonomische Anreize, die Qualität zu senken und den unattraktiven Patienten zu externalisieren.[32] Folgende Hypothesen sind zu formulieren (vgl. Schulz-Nieswandt 2003a und 2003b):

- Klinisch instabile Entlassung i.V.m.

- Rückverlagerung in den ambulanten Sektor

---

[31] In einem Projekt der Allianzversicherung wurden über ein Jahr hinweg verschiedene chronisch Kranke begleitet mit dem Effekt, dass sie sich einerseits besser aufgehoben fühlten und andererseits das bis zu 30 % der für sie normalerweise anfallenden Kosten eingespart werden konnten. Vgl. http://www.allianz.de/versicherung/gesundheit/projekte_ gesundheitsprogr/

[32] Von Stillfried & Gramsch (2003) haben diese Effekte am Beispiel der Pauschalierung der Honorare für Hausärzte darlegen können. Das Morbiditätsrisiko wird nämlich drastisch auf die Ärzte verlagert, und diese haben in der Folge mit ausgeprägten Risikospannen zu kämpfen, so dass dadurch Anreize zur Patientenverschiebung oder gar zur frühzeitigen Ausgrenzung schlechter Risiken gesetzt sind.

- Drehtüreffekte

- Verweisungsketten innerhalb des Krankenhaussektors

- Fehlplatzierung in der stationären Langzeitpflege

Hypothesen über DRG-Effekte

- Zu frühe (klinisch instabile) Überleitung in die Rehabilitation[33].

Diesen Effekten einer Risikoselektion kann durch intelligente Ausdifferenzierung des DRG-Systems zum Teil begegnet werden.

Pflegewissenschaftlich[34] ist anzumerken, dass die Berücksichtigung – d.h. die angemessene Abbildung – der Pflegeprozesse in den DRGs (Fischer 2002; Hollick & Kerres 2003; Peters 2003) von grundlegender Bedeutung für eine personenzentrierte, ganzheitliche Versorgung sein wird (vgl. auch Baludszun 2000). Allerdings wird eine solche Differenzierung als Effizienzverletzung des Pauschalsystems angesehen, da mit den Differenzierungen eine überschaubare homogene Klassenbildung und Patientenzuweisung verletzt würde. Hauptsächlich wird man den Gefahren, die mit einer frühen Entlassung oder Überleitung verbunden sind, vor allem mit Schnittstellenmanagement und Sicherstellung optimaler Versorgungsketten begegnen können. Diese Optimierung innerhalb der Ablauforganisation entwickelt sich jedoch nur, wenn bestehende interprofessionelle Probleme in Kommunikation und Interaktion überwunden werden können (vgl. dazu auch die Schaubilder 11 und 13).

---

[33] Die Fallschwere der Patienten in der Rehabilitation wird zunehmen, und akutmedizinische Aufgaben werden dort zunehmend zu übernehmen sein. Die Rehabilitation wird in ihrer gegenwärtigen Form gefährdet sein.
[34] Zur wissenschaftstheoretische Fundierung der Pflege als Wissenschaft vgl. Klie & Brandenburg (Hrsg.) 2003 sowie Brandenburg & Dorschner (Hrsg.) 2003.

5. Modernisierung des Vertragssystems und die neueste Gesundheitssystemmodernisierungsgesetzgebung

GMG 2004

Dies bedarf eines neuen – auf transsektoraler Integration abstellenden – Vertragssystems und entsprechende Vergütungsformen (etwa pfadorientierte Leistungskomplexvergütungen, die sich die Netzpartner aufteilen müssen[35]). Kontrovers bleibt, auch mit Blick auf die augenblickliche Gesundheitsmodernisierungsgesetzgebung, inwieweit hierzu selektive Vertragssysteme optimal sind.

der „neue"
§ 140 a-d

Der durch die Strukturreform 2000 eingeführte § 140a-h SGB V hat erst spät und dann nur wenige Innovationen gebracht[36]. Juristische Bedenken bestanden, werden aber zunehmend verworfen (Windthorst 2002; Franken 2003; Beule 2003).

Steuerung

Das Verhältnis von Kollektivvertrags- und Individualvertragswesen sowie die Stellung der Integrationsversorgung im Steuerungssystem des Gesundheitswesens hat nunmehr neuere Entwicklungsimpulse erfahren. Auch die damit eng zusammenhängende Honorierungspraxis erfährt ebenso eine Änderung wie die Institutionenlandschaft der Selbstverwaltungssteuerung im Mehrebenen-System.

Diese Zusammenhänge werden gesondert dargelegt in einem Gutachten von Schulz-Nieswandt, Knappe, Kurscheid & Weissberger (2004)[37]. Die wichtigsten Punkte des GMG sollen kurz aufgezeigt werden (Orlowski & Wasem 2004).

---

[35] Zu denken ist etwa an Netzbudgets, die sich aus der Summe risikoadjustierter Kopfpauschalen ergeben. Vgl. ferner Popp 1997 sowie Theis 1999. Insgesamt auch Tophoven & Lieschke (Hrsg.) 2001. Vgl. ferner Wille (Hrsg.) 2003.

[36] Die KBV sah vor allem Probleme in der Budgetbereinigung als ungelöst an. Kritisch dazu Schönbach (2002, 1215f.). Beispiele für Verträge finden sich in Roland Berger Strategy Consultants (2002) sowie in Hildebrandt GesundheitsConsult GmbH (2003).

[38] Vgl. auch Ueberle 2003.

Es bleibt grundsätzlich bei der vertragsärztlichen Bedarfsplanung, wobei von jetzt an auch medizinische Versorgungszentren (vgl. auch Neufassung des § 72 Abs. 1 sowie Neufassung von § 76) berücksichtigt werden müssen. Dies wird in § 95 geregelt: Demnach nehmen Zentren an der vertragsärztlichen Versorgung teil.

Versorgungszentren

An den Zentren nehmen die Akteure entweder über Zulassung, über Ermächtigung oder über Verträge teil. Zwar heißt es im Begründungsteil zum GMG positiv betonend, dass durch die Beschränkung auf die im System der gesetzlichen Krankenversicherung tätigen Leistungserbringer sichergestellt werden soll, dass eine primär an medizinischen Vorgaben orientierte Führung der Zentren gewährleistet werden kann, doch bleibt damit die SGB V-Immanenz integrierter Versorgung unter Abschottung zum Pflegebereich nach SGB XI erhalten.

Die Zulassung fügt sich den üblichen Unter- und Überversorgungsregulierungen der kassenärztlichen Bedarfsplanung.

Die Krankenkassen werden verpflichtet, flächendeckend eine hausärztliche Versorgung anzubieten. Für die Versicherten ist die Teilnahme freiwillig [vgl. § 73b (1)]. Hier zeichnet sich ein neues Subsystem innerhalb der Säule der kollektivvertraglichen Steuerung ab. Zwar kaufen sich die Kassen durch Direktverträge jene Zahl von Hausärzten ein, die sie für die Sicherstellung der hausärztlichen Versorgung benötigen; aber dieser Einkauf selektiert nur aus der Menge der zugelassenen Kassenärzte [vgl. § 73a (2)]. Dort heißt es auch: „Ein Anspruch auf Vertragsschluss besteht nicht". Es ist öffentlich auszuschreiben. Grundlage sind Gesamtverträge [vgl. § 73b (3)].

Hausarztversorgung und einzelvertragliche Vereinbarungen

In diesem Rahmen der zugelassenen Vertragsärzte können die Krankenkassen auch spezielle Versorgungsverträge schließen, deren Durchführung besondere qualitative oder organisatorische Anforderungen an die Vertragsärzte stellen.

Förderung der Qualität

Grundlage sind Gesamtverträge. Dies regelt der § 73c. Der Paragraph läuft unter der Überschrift: „Förderung der Qualität in der vertragsärztlichen Versorgung". In § 73c (2) heißt es, dass für den Fall, dass die Regelung nach Absatz 1 im Rahmen von Gesamtverträgen nicht funktioniert, die Kassen Verträge mit einzelnen Ärzten schließen können. Hier ist also ein mehrstufiger Prozess vorgesehen: Qualitätsförderungen sollen im Rahmen von Gesamtverträgen realisiert werden; bundesmantelvertragliche Regelungen sind möglich. Erst bei Versagen dieses Mechanismus können die Kassen öffentlich ausschreiben. Im Begründungsteil zum GMG heißt es daher, dass der Absatz 2 Satz 1 „den Gesamtvertragspartner die Option (gibt), zu entscheiden, ob jeder Vertragsarzt, der die notwendigen Qualitätsanforderungen erfüllt, einen Anspruch auf Erteilung des entsprechenden Versorgungsauftrages hat. Satz 2 trifft eine Regelung für den Fall, dass ein derartiger Anspruch des einzelnen Vertragsarztes gesamtvertraglich nicht begründet wird; in diesem Fall können die Krankenkassen zur Durchführung der Versorgungsaufträge – diskriminierungsfrei – Einzelverträge mit Vertragsärzten schließen." Entsprechend heißt es im Begründungsteil zum § 73c gemäß GMG: „Mit dieser Regelung wird den Krankenkassen und den Vertragsärzten sowohl auf einzelvertraglicher wie auch auf kollektivvertraglicher Ebene die Möglichkeit gegeben, besonderen Versorgungsbedürfnissen Rechnung zu tragen. Damit wird zugleich einer dezentralen, innovativen Systemweiterentwicklung Raum gegeben."

Die Vergütung in diesen beiden Bereichen, in denen den Kassen eine stärkere Spezifizierungsrolle in der Versorgungsplanung zuwächst, können auch außerhalb der Gesamtvergütung stattfinden. Grundlage hierfür sind ebenfalls die Gesamtverträge.

§§ 73b und 73c

Zwischenfazit: Die §§ 73b und 73c bauen in einem Mehr-Stufen-Modell Elemente einer möglichen Direktvertragspolitik der Kassen innerhalb des Mengenspektrums der Niederlassungsplanung der K(B)V auf der Grundlage von Zulassungsrecht und allgemeinen Kontrahierungszwang ein. Durch die Mehr-Stufigkeit wird der primäre Sicherstellungsauftrag bei der K(B)V belassen und direktvertragliche Chancen – so die Terminologie im Begründungsteil zum GMG – der Kassen sequenziell (also nachrangig) eingebaut. Dies erscheint systematischer und einem Modell des Vertragssystemwettbewerbs weniger störend als die Einfügung des § 106b i.V.m. mit dem §75 SGB V in der Fassung des ersten GMG-Entwurfes. Dort war die kollektivvertragliche Zuständigkeit der K(B)V auf die Hausärzte und auf die Augenärzte und Frauenärzte beschränkt worden.

Wie im ersten Entwurf zum GMG gilt nun aber auch hier: Die Integrationsversorgung – jetzt § 140a-d SGB V – wird weiterentwickelt, indem juristische und ökonomische Hemmnisse beseitigt werden. Die vertragsärztlichen Leistungsverpflichtungen der Integrationsversorgung werden außerhalb des Sicherstellungsauftrages der KVen gemäß § 75 (1) SGB V erfüllt. [Ein Beitritt Dritter zu Verträgen der Integrationsversorgung ist nach § 140b – neuer Absatz 5 – nur mit Zustimmung aller Vertragspartner möglich.[38]] Hier zeichnet sich der Dualismus zwischen dem kollektiv- und dem individualvertraglichen Versorgungsraum ab. Dies bedeutet klar einen Vertragssystemwettbewerb. Die Anschubfinanzierung beträgt für jede Kasse in den Jahren 2004 bis 2006 bis zu 1% der nach § 85 (2) an die KV und an die Krankenhäuser zu entrichtende Gesamtvergütung (vgl. § 140d). Absatz 2 des § 140d sieht Budgetbereinigungen vor, falls die Mittel nicht reichen. Dabei sind die Zahl und die Risikostruktur der teilnehmenden Versicherten zu beachten.

§ 140a-d SGB V

Vertragssystemwettbewerb

Vertragspartner der Kassen können auch die neuen Versorgungszentren oder auch Managementunternehmen sein. Eine Öffnung zu allen Rechtsformen ist vorgesehen. Damit wird eine dynamische Entwicklung eingeleitet. [Eine unternehmensmorphologische Abwägung der Vor- und Nachteile einzelner Rechtsformen muss hier allerdings unterbleiben.]

---

[38] Durch die klare Ablösung vom kollektivvertraglichen Sicherstellungsauftrag der K(B)V wird eine Verknüpfung der Verträge mit Rahmenvereinbarungen Dritter verzichtet. Diese werden in der Literatur überwiegend als Entwicklungshemmnis eingestuft.

Öffnung der Krankenhäuser zur ambulanten Versorgung

Für bestimmte Indikationen und für hochspezialisierte Leistungen und schwerwiegende Erkrankungen erfolgt eine Teilöffnung der Krankenhäuser zur ambulanten Versorgung. Ein Anspruch auf Ermächtigung besteht nicht. Im Rahmen von DMPs (nach § 137g) können Krankenhäuser für die ambulante Versorgung geöffnet werden. Eine Teilöffnung zur ambulanten Versorgung kann auch bei Unterversorgung in einem Fachgebiet erfolgen, sofern die KV ihren Sicherstellungsauftrag nicht erfüllen kann. Dies regelt der § 116b. Diese Teilöffnung bleibt hinter anderen wettbewerbsorientierten Vorstellungen zurück. Das macht aber im Lichte eines Modells des Vertragssystemwettbewerbs durchaus Sinn, lassen sich weitergehende Wettbewerbsvorstellungen doch adäquat nur lesen im Rahmen eines generellen Einkaufsmodells der Systemreform. Eine grundsätzliche Öffnung der Krankenhäuser in die Domäne der vertragsärztlichen Regelversorgung würde die kollektivvertraglichen Steuerungsaufgaben der K(B)V unterlaufen und eine integrierte Kapazitätsplanung des Krankenhaussektors und der Vertragsärzte erfordern, was wiederum institutionell die K(B)V wie auch die Landeskrankenhausbedarfsplanung beenden würde. Fügt sich dies in dem Plädoyer für eine Monistik systematisch ein, bleibt für die kollektivvertragliche Sicherstellung nur eine Ablösung durch den alleinigen Sicherstellungsauftrag der Kassen. Genau dies ist aber im Modell eines Vertragssystemwettbewerbs nicht anvisiert, wenngleich sich dies evolutionär als Ergebnis des Systemwettbewerbs ja ergeben kann.

Krankenhauskapazitäten und Sicherstellungsauftrag zwischen KV'en und Kassen

Gemeinsamer Bundesausschuss

Es wird eine neue sektorenübergreifende Rechtsetzungseinrichtung der gemeinsamen Selbstverwaltung der Gemeinsame Bundesausschuss gebildet (vgl. § 91). Seine Funktionen – auch im Rahmen seiner institutionellen Untergliederungen – spielen in die verschiedenen Problemkreise des vorliegenden Themas hinein.

Die Regelungen des § 85 über die Vereinbarung von Gesamtvergütungen zwischen den Krankenkassenverbänden und den Kassenärztlichen Vereinigungen auf der Grundlage mitgliederbezogener Kopfpauschalen werden durch den § 85a (insb. Abs. 2 bis 6) ersetzt.

Zu vereinbaren ist zukünftig der Behandlungsbedarf, abhängig von der Zahl und der Morbiditätsstruktur der Versicherten. Dies führt zu arztgruppenspezifischen Regelleistungsvolumina. Dadurch wird den Ärzten Kalkulationssicherheit geben. Die Kassen tragen das Morbiditätsrisiko, nicht aber das Risiko steigender Arztzahlen. Erinnert werden darf an die Bedenken hinsichtlich des Abbaus von Überkapazitäten im Rahmen der Zulassungsregelungen.

Regelleistungsvolumina

Das GMG impliziert eine Art von Vertragssystemwettbewerb, systematischer als die komplizierten Parallelstrukturen der Steuerung, die sich infolge der §§ 75, 106b, 140a ff. sowie 108/109 SGB V in der ersten Fassung zum GMG entfaltet hätten. Welche Bedeutung direktvertraglichen Elementen innerhalb der §§ 73b und 73c zukommen können, ist noch nicht abzusehen. Die Selektionswirkungen und somit Wettbewerbseffekte innerhalb des Einkaufs von Hausärzten für das Hausarztversorgungsmodell hängt von dem Einschreibungsverhalten der Versicherten ab; die Möglichkeiten des § 73c sind Regelungen, die gegenüber den kollektivvertraglichen Potentialen der Gesamtvertragspartner nachrangig sind. Man kann das GMG daher durchaus als Grundlage einer innovativen Entwicklung ansehen. Die Chancen müssen genutzt werden.

Fazit zum GMG

Literatur

Baludszun, A. (2000). Pflege im Spannungsfeld des Gesundheitssystems. Stuttgart u.a.: Kohlhammer

Berting-Hünecke, Chr. u.a. (2001). Selbständigkeit im Alter erhalten. Eine Einführung in die geriatrische Rehabilitation. Berlin u.a.: Springer

Beule, C. (2003). Rechtsfragen der integrierten Versorgung (§§ 140a bis 140h SGB V). Berlin: Springer

Bombeck, M. (2003). Pflegebedürftigkeit bei Kindern. Frankfurt am Main: Lang

Bochelt, M., Wrobel, N. & Pientka, L. (2003). Mit dem ersten deutschen DRG-System wird für 2004 ein prozedurenabhängiger Casemix in der Geriatrie etabliert: Ergebnisse des DRG-Projekts 2003. Zeitschrift für Gerontologie und Geriatrie 36 (6), 510-514

Borchelt, M. (2003). Gesetzgeber schafft notwendige erste Grundlagen: Absicherungen auf dem Weg der Geriatrie in die DRG's. Zeitschrift für Gerontologie und Geriatrie 36 (4), 326-328

Borgers, D. (2002). Die Autoreparatur-Metapher: Allgemeinmedizin als einfache oder komplexe Mechanik. Zeitschrift für Allgemein Medizin 78, 181-183

Brandenburg, H. & Dorschner, St. (Hrsg.) (2003). Pflegewissenschaft 1. Bern u.a.: Huber

Bronner, A. (2000). Die berufliche Situation von Ärztinnen in sogenannten Männer- und Frauenfächern der Medizin. Hamburg: Kovac

Busse, O. (2002). Evidenzbasierte Schlaganfall-Versorgung. Stuttgart-New York: Schattauer

Conzelmann, A. & Manz. P. (2003). Schlaganfall. Pflege in der Akutphase. Stuttgart u.a.: Kohlhammer

David, M. & Borde, Th. (2001). Kranksein in der Fremde? Türkische Migrantinnen im Krankenhaus. Frankfurt am Main: Mabuse

Dietz, B. (2002). Die Pflegeversicherung. Opladen: Westdeutscher Verlag

Döhner, H. u.a. (2002). Case Management für ältere Hausarztpatientinnen und -patienten und ihre Angehörigen: Projekt Ambulantes Gerontologisches Team – PAGT. Bd. 206 der Schriftenreihe des BMFSFJ. Stuttgart u.a.: Kohlhammer

Dörner, K. (2001). Der gute Arzt. Stuttgart-New York: 2. Aufl.

Esch, T. 2002). Gesund im Stress: Der Wandel des Stresskonzeptes und seine Bedeutung für Prävention, Gesundheit und Lebensstil. Das Gesundheitswesen 64, 73-81

Fischer, W. (2002). Diagnosis Related Groups (DRGs) und Pflege. Bern: Hans Huber

Feldes, W. (2002). Gemanagte Teilhabe am SGB IX. Soziale Sicherheit 50 (12), 408-412

Franken, A. (2003). Die privatrechtliche Binnenstruktur der integrierten Versorgung, §§ 140 a-h SGB V. Berlin: Tenea

Fuchs, H. (2001). Die Reform des SGB IX. Auswirkungen auf die medizinische Rehabilitation. Arbeit und Sozialpolitik 55 (9+10), 40-52

Fuchs, H. (2002). Rehabilitation vor Pflege. Soziale Sicherheit 51 (5), 154-162

Fuchs, H. u.a. (2002). Entwicklung von Patientenklassifikationssystemen für die medizinische Rehabilitation. Arbeit und Sozialpolitik 56 (3+4), 22-28

Gödecker-Geenen, N. & Nau, H. (Hrsg.) (2002). Klinische Sozialarbeit. Münster: Lit.

Gödecker-Geenen, N., Nau, H. & Weis, I. (Hrsg.) (2003). Der Patient im Krankenhaus und sein Bedarf an psychosozialer Beratung. Münster u.a.: Lit.

Greiling, M. (Hrsg.) (2003). Pfade durch das klinische Prozessmanagement. Stuttgart u.a.: Kohlhammer

Hellmann, W. (2002). Klinische Pfade. Landsberg: ecomed Verlagsgesellschaft

Henke, K-D., Rich, R-F. & Stolte H. (Hrsg.) (2004). Integrierte Versorgung und neue Vergütungsformen in Deutschland. Baden-Baden: Nomos

Hildebrandt GesundheitsConsult GmbH (2003). Helmut Hildebrandt: Stellungnahme zum Entwurf eines Gesetzes zur Modernisierung des Gesundheitswesens – GMG u.b.B. der vorgesehenen Regelungen zur Integrierten Versorgung sowie der Anträge von Abg. H. Seehofer u.a. und Abg. Dr. D. Thomae u.a. Anhörung des Ausschusses für Gesundheit und Soziale Sicherung vom 23.6.2003. 15. Wahlperiode. Hamburg-Berlin

Hollick, J. & Kerres, A. (2002). Pflege im DRG-System. Balingen: Spitta Verlag

Kahla-Witzsch, H.A. & Geisinger, Th. (2003). Clinical Pathways in der Krankenhauspraxis. Stuttgart u.a.: Kohlhammer

Klemperer, D. (2003). Wie Ärzte und Patienten Entscheidungen treffen. Konzepte der Arzt-Patient-Kommunikation. WZB. Veröffentlichungen der AG Public Health. SP I 2003-302. Berlin

Klie, Th. & Brandenburg, H. (Hrsg.) (2003). Gerontologie und Pflege. Hannover: Voncentz Network

Koch-Straube, U. (2001). Beratung in der Pflege. Bern u.a.: Huber

König, J. (2003). Der MDK – Mit dem Gutachter eine Sprache sprechen. 4., akt. u. erw. Aufl. Hannover: Schlütersche

Kossens, M. u.a. (2002). Praxiskommentar zum Behindertenrecht (SGB XI). Rehabilitation und Teilhabe behinderter Menschen. München: Beck

Kraus, S. u.a. (Hrsg.) (2003). Neue gesundheitspolitische Programme – Chance für die Sozialarbeit? Berlin: Weißensee-Verlag

Kress, H. (2003). Medizinische Ethik. Kulturelle Grundlagen und ethische Wertkonflikte heutiger Medizin. Stuttgart u.a.: Kohlhammer

Kruse, A., Knappe, E., Schulz-Nieswandt, F., Schwartz, F.-W. & Wilbers, J. (2003). Kostenentwicklung im Gesundheitswesen: Verursachen ältere Menschen höhere Gesundheitskosten? Expertise, erstellt im Auftrag der AOK Baden-Württemberg. Heidelberg

Kühnle, S. (2000). Lernende Organisation im Gesundheitswesen. Konstanz: VVA

Lauterbach, K.W. & Schrappe, M. (Hrsg.) (2001). Gesundheitsökonomie, Qualitätsmanagement und Evidence-based Medicine. Stuttgart-New York: Schattauer

Lecher, S., Klapper, B., Schaeffer, D. & Koch, U. (2003). InterKik. Endbericht zum Modellprojekt „Interprofessionelle Kommunikation im Krankenhaus". 2003 Quelle: www. Bundesärztekammer.de /30/ Fachberufe/50Interkik/ End2002/ index.html)

Lotze, E. (2003). Humor im therapeutischen Prozess. Frankfurt am Main: Mabuse

Lown, B. (2002). Die verlorene Kunst des Heilens. Stuttgart-New York: Schattauer

Lüngen, M. & Lauterbach, K.W. (2003). DRG in deutschen Krankenhäusern. Umsetzung und Auswirkung. Stuttgart-New York: Schattauer

McKee, M. & Healy, J. (Hrsg.) (2002). Hospitals in a changing Europe. Buckingham-Philadelphia: Open University Press

Maier-Baumgartner, H. P. (unter Mitarbeit von anderen) (2000). Determinanten der Schlaganfall-Rehabilitation. Stuttgart-New York: Thieme

Meggeneder, O. (Hrsg.) (2003). Unter-, Über- und Fehlversorgung. Frankfurt am Main: Mabuse

Meier, J. (1997). Das pflegebedürftige Gesetz. Frankfurt-Bockenheim: VAS

Meier, V. (1998). Theorie der Pflegeversicherung. Heidelberg: Physica-Verlag

Meyer, J.A. (1997). Der Weg zur Pflegeversicherung. Frankfurt am Main: Mabuse

Mühlbacher, A. (2002). Integrierte Versorgung: Management und Organisation. Bern u.a.: Huber

Neubauer, W. (2003). Organisationskultur. Stuttgart u.a.: Kohlhammer

Orlowski, U. & Wasem J. Hrsg.) (2003). Gesundheitsreform 2004: GKV-Modernisierungsgesetz (GMG). Heidelberg u.a.: Economica

Overlander, G. (2001). Die Last des Mitfühlens. Aspekte der Gefühlsregulierung in sozialen Berufen am Beispiel der Krankenpflege. 4. Aufl. Frankfurt am Main: Mabuse

Pabst, St. (2002). Implementation sozialpolitischer Programme im Föderalismus. Pflegepolitischer Wandel in Ländern und Kommunen mit Einführung der Pflegeversicherung. Berlin: Logos

Peters, J. (2003). DRGs aus der Sicht der Pflege. Stuttgart u.a.: Kohlhammer

Plute, G. (2002). Vorrang der Rehabilitation vor Pflege? Eine Studie zur Rolle der medizinischen Rehabilitation vor Pflege? Kassel: Kassel University Press

Popp, E. (1997). Ökonomie und Versicherungstechnik in der managed-care-Versorgung. Bayreuth: P.C.O.-Verlag

Rathje, E. (2003). Personalführung im Krankenhaus. Stuttgart u.a.: Kohlhammer

Reimann, A. (2002). Ziele des SGB IX und seine Auswirkungen auf die Rehabilitation. Deutsche Rentenversicherung (4+5), 220-228

Reinecke, P. (Hrsg.) (2001). Soziale Arbeit im Krankenhaus. Freiburg i. Br.: Lambertus

Rische, H. (2001). SGB IX – Paradigmawechsel vollzogen? Die Angestelltenversicherung 48 (8), 273-278

Rissland, B. (2002). Humor und seine Bedeutung für den Lehrerberuf. Bad Heilbrunn/Obb.: Klinkhardt

Roland Berger Strategy Consultants (2002). Auswirkungen der transsektoral integrierten Gesundheitsversorgung auf die Medizinproduktindustrie. Studiendokumentation BVMed. Berlin. Dezember

Rosenbrock, R. & Gerlinger, Th. (2003). Gesundheitspolitik. Bern u.a.: Huber

Rothgang, H. (1997). Ziele und Wirkungen der Pflegeversicherung. Frankfurt am Main-New York: Campus

Rothgang, H. & Vogler, A. (1998). Die Auswirkungen der 2. Stufe der Pflegeversicherung auf die Hilfe zur Pflege in Einrichtungen. Regensburg: Transfer Verlag

Scheibler, F. & Pfaff, H. (Hrsg.) (2003). Shared Decision-Making. Der Patient als Partner im medizinischen Entscheidungsprozess. Weinheim-München: Juventa

Schneider, U. (2002). Theorie und Empirie der Arzt-Patient-Beziehung. Frankfurt am Main: Lang

Schölkopf, M. (1999). Altenpflegepolitik – an der Peripherie des Sozialstaats? Die Expansion der Pflegedienste zwischen Verbändewohlfahrt, Ministerialbürokratie und Parteien. Politische Vierteljahresschrift 40, 246-278

Schölkopf, M. (2000). Politisch repräsentiert oder ausgegrenzt? Pflegebedürftige ältere Menschen und die organisierten Interessen. In Willems, U. & Von Winter, Th. (Hrsg.). Politische Repräsentation schwacher Interessen. Opladen: Leske & Budrich, 113-148

Schölkopf, M. (2002). DRG-Vergütung und Krankenhauspolitik: die Konsequenzen für Planung und Sicherstellung unter Berücksichtigung europäisch vergleichender Entwicklungen. Zeitschrift für Sozialreform 48 (2), 189-200

Schönbach, K.-H. (2002). Reform des Gesundheitswesens durch Öffnung des Kollektivvertragsrechts. Arbeit und Sozialpolitik 56 (11+12), 10-17

Schneekloth, U. & Müller, U. (1999). Wirkungen der Pflegeversicherung. Baden-Baden: Nomos

Schulz-Nieswandt, F. (2000). Die Zukunft der medizinischen Rehabilitation gemäß SGB V und SGB XI im Kontext des Wandels des bundesdeutschen medizinischen Versorgungssystems. Zeitschrift für Gerontologie und Geriatrie 33 (Supplement 1), 50-56

Schulz-Nieswandt, F. (2002). Medizinischer Fortschritt und die Versicherungsfähigkeit. In Möller, P.-A. (Hrsg.). Heilkunst, Ethos und die Evidenz der Basis. Frankfurt am Main: Lang, 165-185

Schulz-Nieswandt, F. (2003). Strukturelemente einer Ethnologie der medizinisch-pflegerischen Behandlungs- und Versorgungspraxis. Weiden-Regensburg: Eurotrans Verlag

Schulz-Nieswandt, F. (2003a). Sicherung der Dienstleistungsqualität des Krankenhauses für ältere und alte Menschen durch integrierte Versorgung auf der Grundlage der DRG-Finanzierung. In Büssing, A. & Glaser, J. (Hrsg.). Dienstleistungsqualität und Qualität des Arbeitslebens im Krankenhaus. Göttingen u.a. Hogrefe, 57-75

Schulz-Nieswandt, F. (2003b). Die Zukunft der Altenpflege im Strukturwandel des Gesundheitswesens. In Berghaus, H.C., Bermond, H. & Knipschild, M. (Hrsg.). Pflegestandards – Und wo bleibt der Mensch? KDA – Thema Nr. 183. Köln: KDA

Schulz-Nieswandt, F. (2004). Geschlechterverhältnisse, die Rechte der Kinder und Familienpolitik in der Erwerbsarbeitsgesellschaft. Hamburg: Lit Verlag

Schulz-Nieswandt, F. & Knappe, E., unter Mitarbeit von C. Kurscheid & D. Weissberger (2004): Vertragssystemwettbewerb im Gesundheitswesen (erscheint demnächst)

Schulz-Nieswandt, F. & Kruse, A. (2004). Lebenserwartung, Altersstruktur und Alternsformen behinderter Menschen (erscheint demnächst)

Schwaiberger, M. (2002). Case-Management im Krankenhaus. Melsungen: Bibliomed - Medizinische Verlagsgesellschaft

Sieger, M. & Kunstmann, W. (2003). Versorgungskontinuität durch Pflegeüberleitung. Frankfurt am Main: Mabuse

Skuban, R. (2004). Pflegesicherung in Europa. Sozialpolitik im Binnenmarkt. Wiesbaden: Verlag für Sozialwissenschaften

Sommer, B. (2003). Bevölkerungsentwicklung bis 2050. Wirtschaft und Statistik (8), 693-701

Stähler, Th.P. (2001). Servicestellen für Rehabilitation. Deutsche Rentenversicherung (3+4), 199-205

Stähler, Th.P. (2001a). Sozialarbeit und Sozialgesetzbuch IX. Soziale Arbeit 50(9), 322-329

Stapf-Finé, H. & Schölkopf, M. (2003). Die Krankenhausversorgung im internationalen Vergleich. Düsseldorf: Deutsche Krankenhaus Verlagsgesellschaft

Steimel, R. (2003). Individuelle Angehörigenschulung. Hannover: Schlütersche

Steinhagen-Thiessen, E. u.a. (2003). Geriatrie – quo vadis? Zur Struktur geriatrischer Versorgung. Zeitschrift für Gerontologie und Geriatrie 36 (5), 366-377

Strünck, Chr. (2000). Pflegeversicherung – Barmherzigkeit mit beschränkter Haftung. Opladen: Leske+Budrich

Theis, A. (1999). Fallpauschalen für ein Modellvorhaben der Integrationsversorgung in Magdeburg. Bonn. Bundesministerium für Wirtschaft und Arbeit.

Tophoven, C. & Lieschke, L. (Hrsg.) (2001). Integrierte Versorgung. Entwicklungsperspektiven für Praxisnetze. Köln: Deutscher Ärzte-Verlag

Ueberle, M. (2003). Krankenversicherungssysteme im Vergleich. Perspektiven für einen Systemwettbewerb zwischen Integrierter Versorgung und der gesetzlichen Krankenversicherung in Deutschland. Stuttgart: ibidem

Von Stillfried, D. Graf v. & Gramsch, E. (2003). Morbiditätsorientierung der vertragsärztlichen Vergütung. Gesundheits- und Sozialpolitik 57 (1+2), 44-51

Wallenczus, K. (1998). Praxisfeld Krankenhaus: Analyse einer Feldstudie anhand Bourdieuscher Reflexionen. Hamburg: Verlag Dr. Kovac

Wasem, J., Kleinow, R. & Schulz-Nieswandt, F. (2002). Fallpauschalen in der Geriatrie? Zeitschrift für Sozialreform 48 (2), 201-211

Weber, A. (2002). Lehrergesundheit – Herausforderung für ein interdisziplinäres Präventionskonzept. Das Gesundheitswesen 64, 120-124

Wicks, D. (1998). Nurse and Doctors at Work. Rethinking professional boundaries. Buckingham: Open University Press

Wille, W. (Hrsg.) (2003). Anreizkompatible Vergütungssysteme im Gesundheitswesen. Baden-Baden: Nomos

Windthorst, K. (2002). Die integrierte Versorgung in der gesetzlichen Krankenversicherung. Baden-Baden: Nomos

Altenpflege

III. Die Entwicklung der Altenpflege im gesamtgesellschaftlichen Kontext

Schlüsselwörter und Themen:
Alter und Gesundheit – Pflegebedürftigkeit und Demenz - Prävention im Lebenslauf – Systemfinanzierung, Wohlfahrtsmix und Generationenbeziehungen – soziale Netze – Gesundheitswesen, Vergütungen und Versorgungskette – SGB XI-Reformen – Behinderung und Alter(n) – Sozialstaatslasten und Daseinskompetenzen in Zukunft

Wenngleich es Kontroversen im Detail gibt, ist an dem demographischen Trend der nächsten Jahrzehnte nicht zu zweifeln.

1. Zum Entwicklungsstand der Altenpflege

Wie in vielen anderen sozialen Sicherungsbereichen wirft die Alterung der Individuen und der Gesellschaft auch im Wirkbereich des SGB XI große Probleme auf. Auf Grund der zur komplexen Mischfinanzierung[39] führenden Eigenschaft als plafondierter Grundsicherung und angesichts der zwar leistungsrechtlich und kostenträgerschaftlich getrennten, in der Praxis aber prozesshaft verbundenen Episoden der Akutmedizin, der (auch ambulanten[40]) geriatrischen Rehabilitation[41], der pflegerischen Versorgung sowie der sonstigen komplementären sozialen Dienstleistungen ist Pflege nach SGB XI heute zu einem der komplexesten sozialen Risikolagen geworden. Entsprechend kompliziert gestalten sich folglich die sozialpolitischen Interventionsfragen. Dabei sind die Rückwirkungen des neuen SGB IX noch nicht so recht abzuschätzen. So befinden sich – zu bedenken angesichts der stei-

Probleme des SGB XI

SGB IX

---

[39] Vgl. zur Rolle der Länder in der nach dem SGB XI so benannten Pflege als gesamtgesellschaftliche Aufgabe: Staegemann 2003.
[40] Koch 2002 sowie Maier-Riehle & Schliehe 2002.
[41] Wobei auch der mobilen ambulanten Rehabilitation in der Geriatrie eine gewisse Aufmerksamkeit zukommt: Keil & Schröter 2002.

Altenpflege

*Service-
stellen*

genden Beratungs- und Informationsbedarfslagen der Bürger (der Versicherten und ihren sozialen Netzen[42]) – die Servicestellen noch voll in der Umsetzungsphase. Erste Einsichten lassen an der Qualitätssicherung zweifeln.

Im nachfolgenden Schaubild 12 wird der Themenkreis des Kapitels III dargelegt.

Schaubild 12: Differentielles Altern, Versorgungslagen und Ressourcen

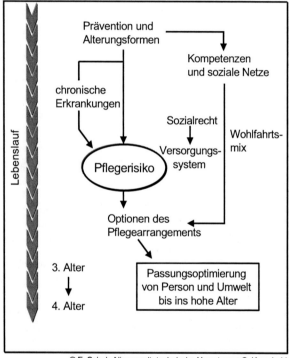

© F. Schulz-Nieswandt, technische Umsetzung: C. Kurscheid

---

[42] Zum Betreuungsrechtswesen vgl. auch During 2001 sowie Petsch, Sowarka & Kotsch 2002.

Es geht im Schaubild 12 zunächst um den gerontologischen Befund, wonach Altern differentiell verläuft. Das Schaubild stellt die Zusammenhänge entlang der Lebenslaufachse dar. Die differentiellen Lebensverläufe lassen unter dem Aspekt der relativen Gesundheit des Alterns Platz für das Thema der Prävention. Davon hängt – etwa vermittelt über die Herausbildung chronischer Erkrankungen – das Pflegerisiko im Alter ab.

Pflegerisiko im Alter

In neuerer Diskussion differenziert man die Alterungsprozesse in Phasen des Alters. Die dahinter stehendenden Theorien kompetenten Alter(n)s werden mitunter heftig kritisiert. Jüngst hat Schroeter (2004) die Theorie des erfolgreichen und produktiven Alterns als Doxa der Gerontologie ideologiekritisch angegriffen. Und Schroeter schlussfolgert (2004, 54): „Doch im so genannten vierten oder fünften Alter stößt diese imperative Grammatik an ihre Grenzen". In der Tat liegt zunächst ein Problem vor, dass daraus resultiert, dass einerseits die Alternsforschung mit einer Fülle empirischen Materials darlegen konnte, dass das kalendarische Altern eben diese Alterungsprozesse und somit das Alter selbst in seinen Phänotypen kaum erklären kann. Dies führt zur These der Irrelevanz der kalendarischen Ordnung. Andererseits konstatiert der Vierte Altersbericht (BMFSFJ, 2002) explizit die Besonderheit der Situation der „Hochaltrigen". Mag die genaue Altersklassenfixierung hinsichtlich dieser Umkippsituation auch umstritten sein; ab ca. 80 Jahren scheint sich tendenziell eine besondere Altersgruppe herauszubilden. Die Varianz des Alters bleibt wohl bis weit ins höhere Alter erhalten; aber die besonderen Risikolagen und die spezifischen Vulnerabilitätsprofile werden offensichtlich. Insbesondere die hohen Prävalenzdaten für dementielle Erkrankungen werden zum Thema. Kurzum: „Für den Vierten Altenbericht soll pragmatisch der Altersabschnitt von 80 bis 85 Jahren als der Beginn des hohen Alters definiert werden. Hierbei soll aber stets berücksichtigt werden, dass die hohe interindividuelle Unterschiedlichkeit zwischen älter werdenden Menschen alle chronologisch basierten Altersgrenzen fragwürdig macht: Es handelt sich hierbei keineswegs um eine Altersgrenze, ab deren Zeitpunkt bestimmte Entwick-

Doxa der Gerontologie

drittes und viertes Lebensalter

lungen mit Gewissheit stattfinden. Zudem muss daran erinnert werden, dass aufgrund der Dynamik von Mortalität und Morbidität diese Altersgrenze in Zukunft höher liegen kann. Allerdings muss konstatiert werden, dass zurzeit die Wahrscheinlichkeit für Multimorbidität, Pflegebedürftigkeit und Demenz jenseits des 80. bis 85. Lebensjahrs deutlich ansteigt. Daher erscheint es sinnvoll, diese Altersgrenze in sozialpolitischer Perspektive in den Blick zu nehmen." (BMFSFJ 2002, 54) In diesem Lichte versucht die vorliegende Argumentation, nochmals die Varianz des Alter(n)s in multidisziplinärer Perspektivität verständlich zu machen. Eine Schlussfolgerung wird sich dann ziehen lassen. Trotz der Kritik der herrschenden gerontologischen Lehre und vereinbar mit den Befunden zur Umkippsituation an dem 80. Lebensjahr (denn die Varianz des Alters bleibt auch im höheren Alter bestehen): Die Zunahme spezifischer Risikolagen und Vulnerabilitäten lässt immer noch viele Menschen über 80 Jahre in vielgestaltiger Art aktiv am gesellschaftlichen Leben teilnehmen. Diese Teilnahme muss auch in Zukunft gesichert und gefördert werden.

Pflegearrangements und Wohlfahrtsmix

Hinsichtlich der optimalen Bewältigung eines eingetretenen Risikos dreht sich alles um die Frage der vorhandenen Optionen an Pflegearrangements. Dies hängt erheblich ab von den erworbenen Kompetenzen und den nutzbaren Belastbarkeitspotentialen der vorhandenen sozialen Netzwerkressourcen, die – als Wohlfahrtsmix – verknüpft werden mit sozialstaatlich finanzierten bzw. sichergestellten Diensten oder Einrichtungen und mit einkaufbaren Gütern und Dienstleistungen des Marktes. Dabei spielen allerdings die Friktionen, die ein fragmentiertes Sozialrecht in Deutschland bedeuten, eine problematische Rolle. Nicht nur fehlt es an einer querschnittlichen Geriatrisierung der Medizin und an einer Etablierung rehabilitationszentrierter Pflege; auch die Fragmentierung des Leistungsrechts und des korrespondierenden Kostenträgerschaftswesens (insbesondere die Trennung von SGB V und SGB XI) produzieren nachteiligen allokative Wirkungen auf die Bildung von Pflegearrangements und auf die Bewältigung des Pflegerisikos.

Das Schaubild 12 greift ungeachtet der allgemeinen Bedeutungsbegrenztheit des kalendarischen Alters zur Erklärung der Alternsvorgänge schließlich noch die bereits dargelegte neuere Debatte um die Differenzierung einer dritten und vierten Altersphase auf. Gewinnt der Mensch zunehmend eine dritte Lebensphase (60 bis ca. 75 Jahre), die von hoher Lebensqualität und durchschnittlich ansteigendem Gesundheitszustand geprägt ist, so gewinnt er infolge der Differenzierung eine vierte Lebensphase (80 und mehr Jahre), wobei die nunmehr hinzu gewonnenen Lebensjahre aus epidemiologischer Sicht, aber auch mit Blick auf Kompetenzen und Netzwerkentwicklung entschieden häufiger problematisch ausfallen. Wenngleich am Befund der Varianz der Alters bis in dieses Stadium der höheren Alters nicht zu rütteln ist.

vierte Altersphase

Diese Differenzierung – auch mit Blick auf die demographischen Prognosen des zukünftigen Anstiegs der Zahl der über 80jährigen Menschen – ziehen bedeutsame versorgungspolitische und insgesamt sozialpolitische Konsequenzen nach sich. Die allgemeinen sozialpolitischen Konsequenzen positionieren sich natürlich auch auf die damit zukünftig erwartbaren Umverteilungs- und Belastungsdiskurse, aber auch auf die Handlungsanforderungen an die Menschen der Zivilgesellschaft.

Versorgungsaufgabe und Zivilgesellschaft

2. Der Zusammenhang von Alter und Gesundheit

Die demographische Entwicklung braucht hier nicht nochmals dargelegt werden (vgl. zum Überblick nun die Analysen von Schimany 2003 sowie von Mai 2003). Eine Überlegung ist aber herauszustellen. Sie ist im Lichte der Vorbereitung eines Präventionsgesetzes durch die Bundesregierung nicht unwichtig: Nicht die Alterung (Zunahme der Zahl der älteren und alten Menschen sowie der Lebenserwartung) ist die unmittelbar relevante Größe in der Abschätzung der Bedarfslagen in Zukunft, sondern die mit der Alterung einhergehenden epidemiologischen Veränderungen in der Gesellschaft (Kruse, Gaber, Heuft, Oster, Re & Schulz-Nieswandt 2002) – das gilt im Sinne der klinischen Medizin wie auch

Epidemiologische Veränderung in der Gesellschaft

der Pflegediagnostik (Gordon 2003; Etzel (Hrsg.) 2003)[43].
Das kalendarische Alter erklärt die Gesundheitszustände im
Alter nur sehr begrenzt. Die steigenden GKV-Ausgabenprofile im Alter (Kruse, Knappe, Schwartz, Schulz-Nieswandt & Wilbers 2003) hängen auch mit dem technischen Fortschritt der klinischen Medizin zusammen, denn diese kapriziert sich auf das Alter. Hier ist durchaus mit Überversorgung zu rechnen. Die Defizite in der Entfaltung einer sprechenden Medizin wirken hier ebenso hinein wie die (vergütungsabhängigen) Möglichkeiten der anbieterinduzierten Nachfrage. Allerdings kippt die Situation tendenziell mit dem Übergang von der dritten in die vierte Lebensphase. Das lässt sich an den Auftrittshäufigkeiten mittelschwerer bis schwerer dementieller Erkrankungen (vor allem vom Alzheimer-Typ) ablesen. Das wird die Pflegelandschaften nachhaltig verändern – und wirft leistungsrechtliche Fragen auf, die institutionelle Konzeptinnovationen (Heimkonzepte und alternative Wohnformen: Grosshans 2001) ebenso wie pflegediagnostische Fortschritte erforderlich machen werden.

Gesundheitsausgaben, technischer Fortschritt und Überversorgung

veränderte Pflegelandschaft

3. Die Problematik der Prävention im Lebenslauf

Lebensstile und Salutogenese

Rolle der Sozialstruktur

Die Epidemiologie der Pflegerisiken zeigt deutlich, wie sehr die Formen des Alterns und die gesundheitsbezogen definierten Lebenslagen im Alter vom Lebenslauf abhängen. Lebensstile erweisen immer mehr ihre morbiditätsinduzierende Wirkung. Und die Denkrichtung der Salutogenese (Wydler, Kolip & Abel (Hrsg.) 2002) dreht die Fragestellung um und fragt nach den gesundheitsfördernden Faktoren und Umständen im Lebensverlauf, die die Qualität des Lebens bis ins höhere Alter steigern können. Es ist unmittelbar einsichtig, dass diese Zusammenhänge für das Verständnis der Potentiale der Prävention und des gesunden Alterns (Kruse 2002) bedeutsam sind. Aber die Dinge liegen sozialpsycho-

---

[43] Zum Barthel-Index als Alternative in der Pflegebegutachtung vgl. Maidhof u.a. 2002.

logisch kompliziert dar. Lebensstile entwickeln sich nicht jenseits von Schicht und Klasse, nicht unabhängig von Geschlecht und ethnischer Zugehörigkeit. Die Probleme sind soziologisch kompliziert eingelassen in die Sozialstruktur unserer Gesellschaft und lassen sich entwicklungspsychologisch verstehen als Daseinstechniken, mit denen die Menschen den An- und Herausforderungen im Lebenslauf zu bewältigen versuchen. Anthropologisch ist auch vor einer Utopisierung des Präventionsgedankens zu warnen.

Herausforderungen im Lebenslauf

Die Kulturgeschichte wie die zahlreichen Kulturvergleiche zeigen immer wieder eindrucksvoll, wie widerspruchsvoll der Mensch (Schulz-Nieswandt 2003b, 137) in seinem Spannungsverhältnis zwischen Vernunftneigung und Genussorientierung ist. Allerdings scheint es zunehmend wichtig, die individuellen Handlungsspielräume und die sozialen Gestaltungsmöglichkeiten innerhalb dieser anthropologischen Einschränkungen zu erkennen und zu nutzen. Sieht man von – augenblicklich aktivierten – Konzepten der Pflegeprävention (etwa durch einen Hausbesuch ab 70 Jahren: Ströbel & Weidner 2003; Rentelen-Kruse u.a. 2003) in einem zeitlich spät ansetzenden Stadium des Lebenslaufes ab, so wird der Befund immer deutlicher kommuniziert, dass die Risikolagen des fortgeschrittenen mittleren Erwachsenenalters in den Blick geraten müssen. Hier zeichnen sich die Probleme – etwa Ausbreitungen der Herz-Kreislauf-Erkrankungen in Co-Morbidität mit Depressionen – ab. Die Herausbildung chronischer Erkrankungen im fortgeschrittenen erwerbsdefinierten (vgl. auch in Altgeld (Hrsg.) 2003) Erwachsenenalter sind eine Schlüsselfrage für die Verlaufsformen der weiteren Alterung, verweisen eindeutig auf nicht optimal gelöste Belastungsprobleme im Erwerbs- und Familienleben (zwei Lebenssphären, die nicht von einander zu trennen sind), verweisen aber auch auf den Erwerb von Risikoverhaltensmuster in Kindheit und vor allem Jugend (Pubertät und Adoleszenz).

veränderte Risikolagen

Verlaufsformen von Alterung

4. Gesellschaftliche Kontroversen über Systemfinanzierung, Wohlfahrtsmix und Generationenbeziehungen

Generationenbeziehungen

Zwei Fragestellungen sind hier zu unterscheiden. Die Generationen der Gesellschaft sind über die Rollenverteilung im Lebenslauf (Kindheit, Erwerbsphase, nachberufliche Lebensphase) unterschiedlich im Wertschöpfungs- und Transfer- bzw. Dienstleistungsempfängerstatus definiert. Über diese Form der inter-generationellen Verkettung hinweg sind alle Menschen in familial-verwandtschaftliche Generationenbeziehungen tiefgreifend eingebettet. Umlagefinanzierte Sozialversicherungssysteme stehen vor großen fiskalischen Nachhaltigkeitsproblemen, wenn die Zahl der Transferbeziehungen (im Alter und in der Kindheit/Jugend) im Verhältnis zur Zahl der Erwerbstätigen zu stark anwächst. Während die ältere, stark polarisierte Kontroverse um Umlagefinanzierung versus Kapitalstockfinanzierung heute einem nüchternen Kompromiss zugeführt worden ist (wonach es empfehlenswert ist, beide Systeme zu mischen und Kapitalstockelemente in ein Umlagefinanzierungsverfahren als Ergänzung einzubauen[44]), so hat sich neuerdings infolge der offensichtlichen Abhängigkeiten der erwerbsarbeitszentrierten Sozialversicherungssysteme von der Arbeitsmarktentwicklung und somit vom Wachstumspfad der Volkswirtschaft (zur Analyse des Gesundheitswesens vgl. insgesamt auch Wendt 2003[45]) eine neue Diskussionsarena zahlreicher Kommissionen aufgetan (Breyer, Franz, Homburg, Schnabel & Wille 2004). Wie kann die Einnahmeseite der Sozialversicherungen weniger anfällig gestaltet werden? Modelle einer Reform der Bemessungsgrundlagen, Beitragsbemessungsgrenzen und Pflichtversicherungsgrenzen stehen auf der

Probleme der Sozialver-Sicherungssysteme

---

[44] Zur Rentenversicherung vgl. auch Schmeisser & Bischoff 2003. Zur Einschätzung der Rentenreformrichtung in der Bevölkerung vgl. Kohl 2003.

[45] Als zweifelhaft dürfte die Auffassung von Kaufmann (2003, 293) einzuschätzen sein, wonach „das deutsche System der gesetzlich geregelten Krankenversicherung als vergleichsweise liberal (freie Arztwahl), qualitativ hochstehend (hoher Versorgungsstand), umfassend (nahezu die ganze Bevölkerung ist gesetzlich oder freiwillig versichert) und effizient (mittlere Kostenintensität) gelten" darf.

einen Seite der Debatte, Modelle der Kopfprämien[46] oder gar der Äquivalenzversicherung stehen auf der anderen Seite der Debatte, wobei die verteilungspolitisch gewollten Ausgleichszahlungen aus dem staatlichen Steuerhaushalt heraus erfolgen sollen. Die Pro- und Contra-Argumente beider Modellrichtungen in dieser Kontroverse sind kompliziert verteilt und die wissenschaftliche Einschätzung der relativen Vorzugswürdigkeit fällt schwerer als vorschnelle politische Diskussionen über Anachronismen einerseits und unsozialen Wirkungen andererseits vermuten lassen. Allein die verfassungsrechtlichen Aspekte sind noch nicht hinreichend beleuchtet worden. Zwei kritische Aspekte hinsichtlich der Verlagerung der sozialen Ausgleichsleistungen in den Steuerhaushalt sind zu bedenken. Finanzsoziologisch stellt sich die Frage, ob mit dieser Verlagerung in den Steuerstaatshaushalt nicht der politische Zugriff auf die Ausgabenstruktur langfristig zu einem Abbauprozess der Sozialpolitik führt (Schulz-Nieswandt 2002). Zumal die soziale Akzeptanz der Sozialversicherung gerade in der stark horizontal ausgerichteten Umverteilung (Reziprozitätsmoral) begründet ist (Schulz-Nieswandt 2003a, 33 ff.), während steuerfinanzierte Umverteilungen vertikaler Art zu Erosionen der Akzeptanz und somit der Unterstützungsniveaus führen. So sind die Verteilungseffekte der „Riester-Rente" noch nicht abschließend geklärt. Sie ergeben sich aus selektiven Inanspruchnahmemustern (da es kein Obligatorium gibt) der Bürger, Beteiligung der Bürger am Steueraufkommen des Staates und Rückfluss der steuerlichen Subventionierung an die Bürger. Zertifizierungsfragen schließen sich an. Ein zweiter Aspekt: Verlagert die Politik die Umverteilungsprozesse in den Steuerhaushalt, dann sind die Sozialversicherungen europarechtlich vollständig dem Geltungsbereich des Wettbewerbsrechts zuzuschlagen. Dies würde nachhaltige Folgen für die öffentlich-rechtliche Regulierung der sozialen Dienstleistungsbereiche haben. Im Lichte der Alterung steht auch die PKV vor Anpassungserfordernissen. Auch die PKV sucht nach neuen Ver-

System-finanzierung

Abbau der Sozialpolitik

„Riester-Rente"

veränderte Regulierung der sozialen Dienstleistungsbereiche

---

[46] Kritisch zu den diversen Modellen Wasem, Greß & Rothgang 2003.

PKV-Reform

sorgungslandschaften. Und insofern sind die hier erörterten Zusammenhänge und Entwicklungen durchaus ebenso interessant für das Verständnis der Versorgung chronisch kranker und/oder älterer/alter Menschen im PKV-System. Allerdings sind auch im Rahmen der Systemfinanzierungsfragen das Verhältnis von PKV und GKV erneut zum Thema grundlegender ordnungspolitischer Erwägungen geworden (Klose & Schellschmidt 2001). Dabei steht alles zur Diskussion: die Versicherungspflicht, ein Risikostrukturausgleich zwischen GKV und PKV, die Variation der Versicherungspflicht- und Beitragsbemessungsgrenze etc. Nicht nur die fiskalischen Effekte sind umstritten (Wille & Igel 2002), sondern auch die ordnungspolitischen Aspekte, vor allem in verfassungsrechtlicher Perspektive. Denn das Institutionengeflecht aus Versicherungszwang, Kassenwahlfreiheit und Kontrahierungszwang der GKV, das unterhalb der Pflichtversicherungsgrenze wirkt, wird vorwiegend aus Motiven der Schutzbedürftigkeit einer breiten Bevölkerung, aber eben nicht der ganzen Bevölkerung gesehen, empirisch durchaus plausibilisierbar mit Erfahrungen der breit gestreuten Minderschätzung von Zukunftsgütern. Die Pflichtversicherungsgrenze markiert aber die Grenze der Schutzbedürftigkeit. Dies gilt demnach prinzipiell, wenn auch nicht fixiert auf einer überhistorisch gültigen empirischen Einkommensgrenze, wie die Zulässigkeit der Dynamisierung der Beitragsbemessungsgrundlage zeigt. In diesem Sinne ist die PKV sogar subsidiär vorrangig gegenüber der GKV. Ob diese verfassungsrechtliche Denktradition in Deutschland Sinn macht, mag – auch im Lichte anders konstruierter Privatversicherungssektoren im internationalen Vergleich – dahin gestellt bleiben. Insofern muss sich das Modell einer vollständig inklusiven Bürgerversicherung (Jacobs & Schulze 2004) ergänzend auf einen Wettbewerb der Versicherungen um einen zum gesetzlichen Leistungskatalog komplementären Katalog freiwilliger Zusatzleistungen einlassen. Hier knüpft schon seit langem die Kontroverse um Konvergenz bzw. Divergenz zwischen GKV und PKV an (Klingenberger 2001). Und damit kommt die Betrachtung zu dem hier eigentlich interessierenden Aspekt der Konvergenz der PKV zur GKV-Logik. Inwieweit muss die PKV Solidarelemente entfalten, um auch in Zukunft den anwachsenden Teil chronisch kranker und /

Konvergenz von GKV und PKV

oder älterer/alter Menschen optimal und zu sozial akzeptablen Prämien zu versorgen? Die Frage ist mit den – bislang nicht wettbewerbsadäquat transportablen – Altersrückstellungen allein nicht erledigt; EU-rechtlich wird hier eventuell eine durchaus dynamische Entwicklung zu erwarten sein, ebenso wie bei Fragen geschlechtsneutraler Prämienbildung im Lichte des primären EU-Antidiskriminierungsrechts. Bei Aufnahme junger Menschen tritt die Risikoselektion ein. Aber im Zuge der Alterung der PKV-versicherten Menschen treten natürlich auch hier ausgabenintensive Chronifizierungen ein. Wenngleich die epidemiologischen Diskurse zur differentiellen Risikostruktur zwischen GKV- und PKV-Populationen hier nicht hinreichend berücksichtigt werden können, bleibt im Lichte der dynamischen Alterung auch im PKV-System ein wachsendes sozialpolitisches Problem zu konstatieren. Ein Denkansatz, der sich an Entwicklungen in den Niederlanden orientiert, stellt darauf ab, dass dort der Privatversicherungssektor im Krankheitsfall stärker sozialpolitisch reguliert ist, sich am gesetzlichen Leistungskatalog orientiert und das in den Niederlanden ein Diskurs über den Sinn eines verbandsinternen Risikostrukturausgleich geführt wird (Hohmann 1998, 377 ff.).

PKV-RSA

Ungeachtet dieser Kontroversen um die Reform der Systemfinanzierung wird mit Blick auf die Alterung der Gesellschaft erkannt, wie sehr der Markt wie auch der Wohlfahrtsstaat kulturell eingebettet sind, von den Gerechtigkeitsauffassungen als Grundlagen der sozialen Akzeptanz der Menschen abhängen und letztendlich nur funktionieren, wenn die Wohlfahrtsgesellschaft aktiv ist. Die Wertschöpfung des Marktes und die Regulierungen sowie die Re-Distributionen des Staates sind zwei tragende Säulen der modernen gesellschaftlichen Zivilisation; wie zu allen Zeiten bettet sich aber alles ein in die Wohlfahrtsproduktion der Familien und Verwandtschaftssysteme einerseits sowie in die „künstlichen" Netzwerkökonomien von Freundschaft und Nachbarschaft, von Ehrenamt und gegenseitiger sozialer Selbsthilfe als Formen des bürgerschaftlichen Engagements andererseits (George & George 2003). Dies gilt vor allem auch für das Feld der Pflegesicherstellung. Die Kenntnis von der verschachtelten und ergänzenden Mehr - Sektoralität der Wohlfahrtsproduktion

kulturelle Einbettung

Wohlfahrtsmix

Risiko privatisierung

lebensweltliche Moralökonomie

Crowding out - Effekte

EU - Recht

(Markt, Staat, Familie und „Dritter Sektor") ist nicht neu; als Wohlfahrtsmix wurde die Stärkung der Wohlfahrtsproduktion jenseits von Markt und Staat aber in Zeiten der fiskalischen Restriktionen als neue Weisheit verkauft. Eine Optimierung des Wohlfahrtspluralismus ist aber von einer Strategie der Risikoprivatisierung zu unterscheiden. Reduzierungen oder Differenzierungen des Leistungskataloges in der GKV etwa werden deutliche Verteilungseffekte induzieren. Doch gibt es auch gegenläufige Trends: § 20 SGB V ermöglicht die Förderung von Selbsthilfegruppen durch die Krankenkassen. Oder: Das SGB XI versteht sich *de jure* als Stützung informeller Hilfenetze, bietet Beratungskurse und Wohnraumanpassungen – eine Art sozialstaatlicher Förderung lebensweltlicher Moralökonomie. Auch zu nennen ist die anteilige Finanzierung der weitgehend vom Ehrenamt geleisteten Hospizarbeit[47] durch die Krankenkassen. Gerade in der Palliativmedizin und –pflege (Pleschberger, Heimerl & Wild 2002; Husebö & Klaschik 2003) Grond 2003/i.V.; Kojer (Hrsg.) 2003) zeichnet sich die Co-Produktion von Sozialstaat und Wohlfahrtsgesellschaft ab. Das gilt sowohl für den häuslich-ambulanten wie für den stationären Bereich. Überhaupt hat die neuere Forschung gezeigt, dass der Wohlfahrtsstaat die informelle Netze als soziale Ressourcen nicht substituiert hat (Verdrängungsthese); vielmehr erweisen sich Markt, Staat und informelle Netzwerkökonomien als Komplementärgebilde, die sich funktional ergänzen und so oftmals erst Qualität sichern.

Die öffentliche Tätigkeit, aber auch der Dritte Sektor der Non-Profit-Wirtschaft ist aber insbesondere durch EU-Recht unter Transformationsdruck. Nur einige Aspekte seien hier angeführt. Das Grünbuch (der Kommission zu Dienstleistungen von Allgemeinem Interesse, vom 21. Mai 2003, KOM (2003) 270 endg.) lässt im Zusammenhang mit der Kategorie der Betrauung zu, öffentliche Aufgaben im Bereich von Dienstleistungen von allgemeinem wirtschaftlichen Interesse als Ausgleich von Marktunvollkommenheiten zu implemen-

---

[47] Zur Hospizproblematik insgesamt vgl. Seitz & Seitz 2002; Horlemann 2002; Barth, I. 2002; Schütte 2002; Schubert 2003. Vgl. ferner Wilkening & Kunz 2003.

tieren. Dies lässt sich verallgemeinern. Erbringen Unternehmen öffentlicher oder privater Art nicht marktfähige (demnach nicht wirtschaftliche) Leistungen, so ist der Beihilfetatbestand prinzipiell gar nicht erfüllt. Dann kann der Wettbewerb auch nicht verzerrt werden. Theater, Museen, Universitäten, Schulen, Schwimmbäder und Bibliotheken sind – nicht unumstrittene – Beispiele. Hierbei spielt die institutionelle Frage der (öffentlichen oder privaten) Trägerschaft keine konstitutive Rolle; allein es zählt die funktionale Sichtweise. Betrauung ist ein möglicher Regulierungstyp, um Sicherstellung öffentlicher Ziele (etwa Versorgungsziele) zu realisieren, hat staatstheoretisch also eine gewisse Nähe zur Theorie des Gewährleistungsstaates. Der Ausgleich von Marktunvollkommenheiten erfolgt aus der (wohlfahrtsökonomischen) Theorie externer Effekte heraus. Vermieden werden sollen für das Gemeinwohl negative Wirkungen durch wirtschaftlichen Handelns bzw. gefördert werden sollen für das Gemeinwohl positive Wirkungen durch wirtschaftliches Handeln. Soweit die zunächst akzeptable, vorherrschende wohlfahrtsökonomische Argumentation. Da aber die Bestimmung des Gemeinwohls ein politischer Diskursakt ist (das „politisch Gewollte" mit Blick auf eine Konzeption „guten Lebens" in erwünschter Gesellschaftsverfassung), hat auch unter der Bedingung der Dominanz des EU-(Wettbewerbs-)Rechts der souveräne Staat einer staatsbürgerlichen Gemeinschaft das Recht, öffentliche Ziele (als Typus von Präferenzen über öffentliche Ziele) als Voraussetzung gelingender wirtschaftliche Entwicklung zu definieren und bei der Betrauung einzubringen. Diese politische Theorie externer Effekte bringt es aber mit sich, dass sich der Betrauungsbegriff im Zusammenhang mit der europaweiten (oder infolge GATS: weltweiten) Marktzutrittsöffnung als allgemeiner Regulierungsregimetypus entwickelt: im Rahmen von Ausschreibungen – also auch jenseits der Betrauung im engeren Sinne (gehen diese öffentliche Ziele - preispolitisch wirksam) in den Wettbewerb und letztendlich in die Vertragsspezifizierung bei Auftragsvergabe ein. Liberalisierung der Märkte muss nicht heißen, öffentliche Ziele nicht mehr implementieren zu können. Jenseits des Rent-seeking-Verdachts der europäischen Beihilfenkontrolle handelt es sich um eine Preisbildungspolitik im Rahmen öffentlicher Delegation der Auftragserfüllung. Das schließt wieder-

Theorie externer Effekte

kulturelle Einbettung

Preisbildungspolitik

um nicht aus dass der Regimetypus „öffentliche Unternehmenswirtschaft" gewählt wird, um Marktunvollkommenheiten auszugleichen. Die Wahl zwischen unvollkommenen institutionellen Arrangements ist eine Frage der relativen Transaktionskosten. Ungelöst bleibt in Verbindung mit der Theorie der Souveränität der Bürger in der lokalen Kontext der Selbstverwaltung die Frage, warum Bürger nicht prinzipiell – also relativ unabhängig von Transaktionskosten und prinzipiell jenseits europäischer Wettbewerbsphilosophie – eine existentiale Präferenz für öffentliche Wirtschaft realisieren können sollen. Das wäre eine Präferenz über die institutionelle Art der Leistungserstellung. Warum sollen Institutionen- und Prozess-Präferenzen weniger wichtig sein also effizienzbezogene Outcomes-Präferenzen?

Ambivalenz

Zurück zur Moralökonomik. Die inter-generationellen Familien- bzw. Verwandtschaftsbeziehungen sind jedenfalls lebendig. Das zeigen vielfältige Datensätze der Sozialwissenschaften (jetzt auch Lüscher & Liegle 2003). Die Beziehungen sind ambivalent, also nicht konfliktfrei – was sie aber kulturgeschichtlich nie waren. Die Kulturgeschichte der Alters- und Jugendbilder ebenso wie die Bilder der Generationenbeziehungen insgesamt lassen sich als Geschichte des Immergleichen schreiben: Bindung und Verpflichtung einerseits, Emanzipationen und Konflikte andererseits.

Generationen-beziehungen und demographischer Wandel

Für die zukünftige Altenpflegeproblematik sind aber einige grundlegende Aspekte zu betonen: Die quantitative Dichte der Netzwerke wird im Zuge der demographischen Entwicklung abnehmen. Die Hilfebereitschaft wird nicht erodieren, aber zunehmend – und zwar beidseitig – von dem Wunsch nach „Intimität auf Distanz" geprägt sein. Dies kann familienbiographisch wie individualentwicklungspsychologisch aber als „gesunde" Basis fairer und effizienter Austauschbeziehungen gesehen werden. Durch die steigende Lebenserwartung wird das Phänomen einer erfahrbaren gemeinsamen Lebenszeit mehrerer Generationen (im Spektrum zwischen Urenkel und Urgroßeltern) historisch erstmalig eine häufigere Erscheinung. Aber durch die gesunkene Fertilitätsneigung verdünnt sich die inter-generationelle Verkettung

("Bohnenstangen-Struktur" des inter-generationellen Verwandtschaftssystems). Schwer abzuschätzen bleiben die Folgen der steigenden Mobilitätserfordernisse der Marktwirtschaft für die sozialen Netze.

Austauschbeziehungen unter Stress

5. Die Problematik der Altenpflege im Rahmen der Versorgungskette

Die Veränderungen im Gesundheitswesen (nach SGB V) werden Auswirkungen auf die Pflegesituation haben. Die Zusammenhänge sind ausführlich in der Literatur behandelt (Schulz-Nieswandt 2003). Nur kurz sind die wichtigsten Probleme zu benennen (vgl. auch Pfaff u.a. (Hrsg.) 2003).

Die DRGs werden im Krankenhausektor zu einer weiteren Verkürzung der Verweildauer führen, wodurch sich nicht nur einige schwierige Fragen der Optimierung der sowohl patientenzentrierten als auch angehörigenorientierten) krankenhausinternen Ablaufprozesse (Grossmann & Scala 2002) ergeben, sondern vor allem Fragen der Versorgungssicherstellung ab Entlassung (vgl. oben in Kapitel II). Drehtüreffekte sollen vermieden werden, ebenso Fehleinweisungen in die stationäre Langzeitpflege; der klinisch instabile Patient wird frühzeitig in die Rehabilitation (vgl. auch Rochell & Roeder 2002[48]) übergeleitet oder in seiner Instabilität vulnerabel in häusliche Lebenswelten entlassen (ähnlich Köhler 2002[49]). Das länger schon bekannte Problem der Sicherstellung optimaler Versorgungsketten stellt sich verschärft. Es kristallisieren sich also Fragen der Risikoselektion und des Qualitätsverlustes heraus. Ob die DRGs angemessen auch eine gute Pflege und eine sprechende Medizin abbilden werden, wird in der Pflegewissenschaft und in der Krankenhaus-

Auswirkungen von DRGs

Risikoselektion und Qualitätsverlust

---

[48] Zur Frage von Fallpauschalen in der medizinischen Rehabilitation vgl. Haaf 2002.
[49] Wobei Köhler offensichtlich unterstellt, dass das Gesundheitssystem, insbesondere auch das Krankenhaus lernfähig sind und die Probleme in ca. 10 Jahren nach der DRG-Einführung beseitigt werden sein.

soziologie kontrovers diskutiert (Mühlbauer 2003). Man wird hier skeptisch sein müssen (Stratmeyer 2002).

Potentiale des GMG

In Kapitel II wurde die Neufassung des SGB V durch das GMG bereits skizziert. Hier – an der Nahtstelle zwischen medizinischer Integrationsversorgung und Altenpflege – taucht das GMG wieder auf. Es geht nun um die Potentiale des GMG in Hinsicht auf neue Betriebsformen und Versorgungsmodalitäten als Rahmen für eine effiziente Medizinkultur, die auch die Rehabilitation und Pflege angemessen einbezieht. Steuerungstheoretisch sind die Innovationen im GMG viel höher zu schätzen als es gemeinhin in der öffentlichen (auch wissenschaftlichen) Diskussion geschieht. In der öffentlichen Diskussion herrschen verteilungspolitische Aspekte einzelner Anreizstrukturen (etwa die Praxisgebühr) vor. Es sind im Vergleich zur Implementation des § 140a-h SGB V im Rahmen der GKV-Strukturreform 2000 und im Lichte der Fortschritte der DMP-Entwicklungen infolge der RSA-Reform nunmehr im Kontext des GMG dynamische Strukturentwicklungen in Richtung auf sektorübergreifende Integrationsversorgung (ambulante und stationäre Akutmedizin und Rehabilitation) zu erwarten. Dabei knüpfen die Strukturen der Integrationsversorgung im Sinne von DMPs vorwiegend an Formenkreise chronischer Erkrankungen an; strategisch kommt dies dem Interesse der Krankenhäuser an vor- und nachstationäre Episoden der Behandlungspfade entgegen. Versorgungszentren nach § 95 SGB V könnten als Partner innerhalb der Integrationsversorgung gemäß § 140a-d SGB V betriebmorphologische Innovationen bieten, werden sich aber aus berufssoziologischen, insbesondere kulturellen Erbschaften des beruflichen Kollektivselbstbildes der Ärzte zunächst nur sehr langsam entwickeln. Kohorteneffekte dürften hier aber eine Dynamik auslösen. Infolge dieser Zusammenhänge wird sich die mit der Einführung der Versorgungszentren theoretisch ermöglichte Geriatrisierung der ambulanten Versorgung (Fallkonferenzen in der alltäglichen multidisziplinären ambulanten Diagnostik älterer und alter Menschen und entsprechend abgestimmte Behandlung) zunächst nur langsam entwickeln.

Aber die betriebsmorphologischen Grundlagen sind geschaffen. Der Pflegesektor im Sinne des SGB XI bleibt nach wie vor außen vor. Auch das SGB IX ändert daran zunächst nichts.

Durch die steuerungstheoretische Modernisierung im GMG werden sich auch Versorgungslandschaften durch Vertragsinnovationen verändern. Im Lichte der Fundierung der Innovationspotentiale integrierter Versorgung durch das selektive Kontrahieren durch die Kassen (Einkaufsmodelle) wird allerdings ein kritischer Vorbehalt im Hintergrund im Auge zu behalten bleiben. Wie sichert man in einem solchen Einkaufsmodell der Kassen im Wettbewerb eine raumorientierte bedarfsorientierte Versorgung? Daneben wird der Aufbau der Kassenkompetenz zum Vertragsmanagement sowie die Transaktionskosten infolge der Berücksichtigung des deutschen und europäischen Wettbewerbsrechts kritisch zu sehen sein.

Steuerung

Die Möglichkeit der Versorgungszentren – in Abgrenzung zur bisherigen Einzelpraxis, Gemeinschaftspraxis und Partnerschaftsgesellschaft, Praxisgemeinschaft usw. – wird in der Debatte primär unter dem Aspekt der wirtschaftlichen Existenzsicherung von Ärzten gesehen. Hinsichtlich der Entwicklungschance der über die KVen zugelassenen Versorgungszentren ist allerdings kritisch zu bedenken, dass in Ballungsräumen ohnehin schon tendenziell eine Überversorgung besteht; so kann es möglich sein, dass Versorgungszentren nur Lückenfüller (eventuell in ländlichen Gebieten) werden. Die Rechtsfragen der Position der Medizinischen Versorgungszentren im Rahmen der Bedarfsplanung sind diesbezüglich aber noch im Fluss. Gerontologisch-geriatrische Aspekte werden versorgungspolitisch kaum tiefgreifend diskutiert. Allerdings entwickeln sich mit den Zentren durchaus betriebsmorphologische Grundlagen, um relevante Versorgungsstrukturen im transsektoralen Geschehen von Akutmedizin, Rehabilitation und Pflege zu entwickeln. Interessant ist die Frage, welche Verknüpfungen zum Krankenhaussektor definiert werden. Versorgungszentren werden ja zunächst im Rahmen der ambulanten vertragsärztlichen Versorgung durch die KVen zugelassen. Es werden aber nicht

Versorgungszentren

Polikliniken

nur Möglichkeiten der Kooperation mit (kleinen) Krankenhäusern vor Ort betont, sondern auch die Einbringung in die Integrationsversorgung. Versorgungszentren – Polikliniken als Gesundheitszentren der neuen Länder entsprechend § 311 SGB V eingeschlossen, denen die medizinischen Versorgungszentren entsprechen – werden so als Vertragspartner in der integrierten Versorgung angedacht. Medizinische Versorgungszentren und die Integrationsversorgung sind damit nicht zwingend deckungsgleich, wohl aber können sich die beiden Versorgungsmöglichkeiten durch die Teilnahme eines medizinischen Versorgungszentrums an der Integrationsversorgung überschneiden. Über den § 103 Ansatz 4a SGB V erhalten die Versorgungszentren die Möglichkeit, bestehende Vertragsarztpraxen zu übernehmen, wenn der bisherige Vertragsarzt als Angestellter im Zentrum weiter arbeiten will. Damit wird in überversorgten Regionen die Möglichkeit eröffnet, dass Versorgungszentren durch Übertragung von Zulassungen realisiert werden. Insofern können Krankenhäuser Praxen angliedern, indem ein medizinisches Versorgungszentrum unter Leitung eines Krankenhauses (als Mitgesellschafter) unter DRG-Regimebedingungen die notwendige und sinnvolle Verlängerung der Krankenhaustätigkeit in den ambulanten Bereich darstellt.

Rolle der Krankenhäuser

Die medizinischen Versorgungszentren können also auch von anderen Teilnehmern der medizinischen Versorgung gegründet werden. So kommen auch Krankenhäuser als zugelassene Versorger in Frage, ebenso Krankenhausärzte als ermächtigte Leistungserbringer oder etwa Teilnehmer der häuslichen Krankenpflege als vertragliche Leistungserbringer. In dieser Weise besteht die Möglichkeit, Versorgungsbereiche des Krankenhauses (Rehabilitation z.B.) auszugliedern; oder eine Anstellung eines Arztes im Krankenhaus wird mit einer Anstellung im Versorgungszentrum kombiniert. Nach dem Gesetz sind alle Rechtsformen zulässig.

Betont wird in der Debatte neben der auch hier herausgestellten vertikalen Integration transsektoraler Art die Möglichkeit der horizontalen Vernetzung im Sinne interdisziplinär-fachübergreifender Versorgung (§ 140a Abs. 1). Ferner wird herausgestellt, dass Krankenhäuser auf der Basis ihrer

Fachabteilungen – sofern sie dazu in der Lage sind – im Rahmen integrierter Netze auch ambulant tätig werden können. Polikliniken sowie Gesundheitszentren und institutionell geöffnete Krankenhäuser können nun – das ist die Neuerung – in Anbindung an ambulante Diagnose-, Versorgungs-, Reha-, und Pflegeeinrichtungen zusätzlich neben den freiberuflich tätigen Fachärzten im ambulanten Bereich tätig werden.

Das kann dazu führen, dass das Krankenhaus ein zentraler Machtfaktor im Gesundheitsgeschehen wird. Das Krankenhaus verteilt aus DRGs etwa Finanzmittel für Leistungen, die an ambulant tätige Ärzte delegiert werden; das Krankenhaus wählt vorgelagerte und nachgelagerte Ärzte, Reha- und Pflegeeinrichtungen aus, mit denen es zusammenarbeiten will. Langfristig – so könnte es kommen – werden Fachärzte wegen ihrer wachsenden wirtschaftlichen Abhängigkeit ans Krankenhaus gebunden, traditionell niedergelassen tätige Fachärzte sind nur noch bedingt existenzfähig. Es entwickelt sich eine bestimmte Struktur der Versorgung mit zwei Ebenen heraus: auf der einen Seite die hausärztliche Versorgung, und auf der anderen Seite die ambulante fachärztliche Versorgung im Krankenhaus, jetzt verknüpft mit der stationären Versorgung.

neue Zwei - Ebenen - Struktur

Schließlich: Es zeichnet sich ab, das Hausarztmodelle in die Integrationsversorgung eingebunden werden.

Insgesamt gilt: Im Vergleich zur GKV-Strukturreform 2000 bietet das SGB V infolge des GMG nunmehr vermehrte Möglichkeiten vielfältiger Formen und Ebenen vernetzter Gesundheitsversorgung. Die steuerungspolitischen Veränderungen werden in der öffentlichen Diskussion zum Teil unterschätzt. Eine gewisse vertragspolitische Dynamik lässt sich bereits beobachten.

Dynamik des GMG

Gerontologisch orientierte Versorgungsfragen werden – abgesehen von DMP-orientierten Diskussionen zur Versorgung chronisch Erkrankter – augenblicklich noch nicht in diesem Veränderungskontext breit diskutiert. Aber: Das GMG löst Innovationen in den Betriebsformen der Anbieter

Altenpflege

aus. Dies kann/wird zu veränderten Versorgungslandschaften führen, die auch für die Gesundheitsversorgung älterer und alter Menschen höchst bedeutsam sind. Dies schließt insbesondere Fragen der geriatrischen Rehabilitation ein. Fragen der Pflege (auch der Pflegeprävention) bleiben vorerst aufgrund der Sozialgesetzbuchtrennungen aber bestehen.

Rolle des Versicherten

Die Rolle des Versicherten ändert sich. Es zeichnen sich verschiedene Zonen ab, denen sich die Versicherten durch befristete Einschreibungen zuordnen können. Die Versicherten wählen im Spektrum unterschiedlicher Versorgungsformen auf der Grundlage eines einheitlichen Leistungskataloges aus. Die Beziehungen zwischen Patient und Anbieter können in diesem Rahmen dauerhaft nicht die alten Muster sein. Neue Betriebsformen und neue Versorgungslandschaften könnten den Rahmen für eine „effiziente Medizinkultur" der Zukunft bieten. Im Lichte des sozio-demographischen Wandels wäre dies auch sehr sinnvoll.

Vergütung in der Versorgungskette

Die Medizinkultur wandelt sich nur schwer; die ganzheitliche Sicht auf die Lebenslage des Patienten wird immer noch klinisch dominiert (Schulz-Nieswandt 2003a, 31f. sowie 141). Integrierte Versorgung (jetzt § 140a-d SGB V in der Fassung des GMG)[50] und Qualitätssicherstellungsmanagement sind daher die großen Antwortfelder angesichts der ökonomisch motivierten Veränderung in der Vergütungspraxis (Abbau von Mengenausdehnungen, Mobilisierung von Rationalisierungsreserven, Wirtschaftlichkeitsvergleiche etc.) im komplizierten System der gegliederten Kostenträgerschaften zwischen Krankheit und Pflege. Angesichts der vielfältigen Rehabilitationskompetenzen fehlt es an einer Integration der Finanzierung von Krankheit, Rehabilitation und Pflege. Weiter unten wird noch der Tatbestand der Behinderung aufzugreifen sein. Infolge der unklaren Finanzierungskompetenzen fehlt es an Leistungsmodulen[51]. Es muss neue Formen der Versorgung und Betreuung im Kontext der

---

[50] Zum Management vernetzter Versorgungsstrukturen aus betriebswirtschaftlicher Sicht vgl. auch Braun 2003.
[51] Zur Kurzzeitpflege als Glied der Versorgungskette vgl. Blass 2001.

Krankenhausentlassung geben. Im Prinzip muss Ernst gemacht werden mit einer Sozialanamnese, die bei Krankenhausaufnahme (Klapper 2003) schon klären kann, wie der optimale Versorgungspfad aussehen kann oder muss. Ein Management der Pfade muss sich als gekonntes Case Management erweisen. Es ist klar, dass sich hier noch brisante Fragen nach der Ausdifferenzierung und Professionalisierung sozialer und pflegerischer Berufe ergeben. Letztendlich wird dies zu Fragen der Anpassung in der Gehaltsstruktur führen.

Sozialanamnese

Planung optimaler Versorgungspfade

Noch nicht abzusehen (vgl. dazu auch Schulz-Nieswandt, Knappe, Kurscheid & Weissberger 2004) sind die Auswirkungen auf die Versorgung älterer und alter Menschen durch den verstärkten Einbau des selektiven Kontrahierens der Kassen (nicht nur hinsichtlich § 140a-d SGB V, sondern auch infolge der §§ 73b und 73c SGB V in der GMG-Fassung). In den nächsten Jahren wird vor allem auch wieder die Frage der weiteren Öffnung des Krankenhaussektors ein Thema sein. Auch dies wird Auswirkungen auf die Versorgungskette haben.

neue Vertragssysteme

6. Die Reformanforderungen an das SGB XI

Um die anstehenden Fragen der Zukunft einer Antwort zuführen zu können, bedarf es der Bündelung mehrerer Fortentwicklungen. Zunächst ist die Notwendigkeit von Umschichtungen von Ressourcen aus der klinischen Medizin hervorzuheben, die durch Über- und Fehlversorgung gekennzeichnet ist, hinüber in die rehabilitationszentrierte Pflege (Kreimer 2000 zum Heimsektor) bei gleichzeitiger Optimierung der Integration von Akutmedizin, Rehabilitation und Pflege sowie sonstiger sozialer Dienstleistungen – lebenslagenorientiert und um die Person und ihren Netze zentriert. Es schließt sich – von einer grundsätzlichen Auseinandersetzung zur Pflegeversicherung (Skuban 2000) hier abgesehen – die Notwendigkeit an, hinsichtlich der Integration der Kranken- und Pflegeversicherung in leistungs- bzw. kostenträgerschaftlichen Sinne ernsthaft eine politische Ent-

Umschichtungen von Ressourcen

Integration von Kranken- und Pflegeversicherung

scheidung herbei zu führen, um die Rehabilitation zu fördern oder aber die Pflegeversicherung zum Rehabilitationsträger zu erklären, wobei sie dann auch die Finanzverantwortung zu tragen hat.

Validität des Pflegebedürftigkeitsbegriffs

Der Pflegebedürftigkeitsbegriff ist gerontopsychiatrisch angemessen fort zu entwickeln. Dies wird dann auch Konsequenzen vor allem für die konzeptionelle Fortentwicklung der stationären Langzeitpflege haben. Fragen der Personalbemessung und der Pflegequalitätssicherung (Vitt 2002; Blonski & Stausberg 2003; Barth 2002; Clasen 2003)[52] sind entsprechend aufzugreifen. Dies wird zu Veränderungen bis hinein in die sozialräumlich-architektonische Heimwelt führen.

Reform des MDK

Teamgeleitete ambulante Versorgung

Ferner: Entweder ist der MDK passungsfähig zu qualifizieren, um nach Stand der Künste der geriatrischen Rehabilitationsdiagnostik Empfehlungen zu geben, oder es wäre über eine radikal andere institutionelle Struktur nach zu denken. So könnte die anhaltende Debatte über die Modernisierung des öffentlichen Gesundheitswesens (Grunow & Grunow-Lutter 2000) hier aufgegriffen werden. Multiprofessionelle Teams des ÖGD übernehmen Begutachtungs- und Beratungsaufgaben, einschließlich den präventiven Hausbesuch. Entscheidend wird sein, ob die Rehabilitationsempfehlungen von den Kassen weiter gegeben werden. Der Hausarzt muss hier – entgegen den Widerständen eben auch in dieser Profession selbst – stärker eingebunden werden. Vieles spricht dafür, den Hausarzt in gerontologisch-geriatrische Teams zu integrieren.[53]

---

[52] Zur Rolle der Pflegevisite vgl. Hollick & Kerres (Hrsg.) 2003 sowie Gültekin & Liebchen 2003.
[53] Wie oftmals bestätigt, erweisen sich die ökonomischen Anreize als entscheidend zur Verhaltenslenkung. Vgl. auch Schnee 2002.

7. Das Problem der älter werdenden geistig oder mehrfach behinderten Menschen

Die Lebenserwartung geistig oder mehrfach behinderter Menschen – betrachtet man die angeborenen oder früh erworbenen Formen der Behinderung, und nicht die, die im höheren Alter (z.B. Seheinbußen) hinzukommen – steigt an (Schulz-Nieswandt & Kruse 2004). Das Thema wird zunehmend erkannt (vgl. neuere Literatur wie Buchka 2003; Neuhäuser & Steinhausen (Hrsg.) 2003; Irblich & Stahl (Hrsg.) 2003, Havemann & Stöppler 2004), aber Daten zur Altersstruktur und zur Lebenserwartung fehlen weitgehend in diesen deutschsprachigen Abhandlungen (Baur 2003). Zwar kommt es nicht pauschal zu einer Normalisierung der Altersstruktur im Vergleich zur Restbevölkerung. Die Lebenserwartung gestaltet sich deutlich differenziert, abhängig vom Typus der Behinderung, seinen genetisch-organologischen Ursachen, von Co-Morbiditäten, die mortalitätsrelevant sind, aber auch von der Entwicklung anregender Umwelten und abhängig vom Kompetenzerwerb der behinderten Menschen.

Datendefizit

differentielle Perspektiven

Deutschland wird angesichts der Massentötungen im Nationalsozialismus nunmehr erstmalig häufiger mit Kohorten konfrontiert, die, in der Nachkriegszeit geboren, nunmehr die 60Jahre-Grenze erreichen. Für diese Bevölkerungsgruppe fehlt es an versorgungspolitischen Konzepten. Die Kostenträgerfrage ist hier – wie so oft – weitgehend ungeklärt.

Kohorten der Nachkriegszeit

Zum grundlegenden Befund in stärkerer Differenzierung: Die allgemeine gerontologische Erkenntnis der Heterogenität der Altersformen und der Varianz des Alters (sowie der Plastizität bis ins hohe Alter) gilt auch für behinderte Menschen. Grundlage einer jeden Analyse der Alterung behinderter Menschen muss demnach die Erkenntnis der bis in das hohe Alter erhaltenen Veränderungspotenziale (Plastizität) sein. Zu dieser Grundlage gehört die Erkenntnis, dass die Alterungsprozesse bei Menschen mit Behinderung nicht grundsätzlich anders verlaufen als bei Menschen ohne Behinderung, somit also von einer prinzipiell gegebenen Vergleichbarkeit behinderter und nicht-behinderter Menschen in

Alterungsprozesse behinderter Menschen verlaufen nicht anders

gerontologisches Credo

zentralen Dimensionen des Alterungsprozesses auszugehen ist. Das bedeutet, dass auch im Fall der behinderten Menschen durch den historischen Wandel mit einer Veränderung in den Verlaufsformen des Alterns der verschiedenen Jahrgängen zu rechnen sein wird. Die Population bleibt nicht zeitlich stabil in ihrem Profil an Defiziten und Kompetenzen einerseits und Ressourcen andererseits, sondern verändert sich. Auch für einen großen Teil der behinderten Menschen gilt die Aussage, wonach Altern ein soziales Schicksal darstellt, nicht einfach ein genetisch völlig vorprogrammierter und dann biologisch ablaufender Prozess als Funktion der Zeit.

Empirie der Lebenserwartung und Altersstruktur

Es kann also der Erkenntnis gefolgt werden, wonach jegliche Betrachtung des individuellen Lebenslaufes von einem Wechselspiel biologischer und kultureller Prozesse und Faktoren auszugehen hat.

Empirische Befunde zur Alterung (entnommen aus Schulz-Nieswandt & Kruse 2004): Es gilt insgesamt, dass mit einer Zunahme der Gruppe der über 60 bzw. 65jährigen insgesamt zu rechnen sein wird. Allerdings wird in der Gesamtgruppe keine „Demokratisierung" (Angleichung zur Restbevölkerung) des Sterbealters eintreten; die ätiologischen bzw. inter-individuellen Varianzen sind beträchtlich. Für einen Teil der behinderten Menschen „demokratisiert" sich die Lebenserwartung aber sehr wohl; sie holen gegenüber der Bevölkerung insgesamt auf. Wenngleich der Schweregrad bzw. das Vorliegen von Mehrfachbehinderung hier deutliche Differenzierungen herbeiführen, so verändert sich diese Population in sozialpolitischer Perspektive. In diesem Lichte ist die These der Angleichung der Lebenserwartung vieler Behinderter an die Lebenserwartung der Bevölkerung insgesamt nicht unplausibel oder gar überraschend. Aber es passt zur Heterogenitätsthese, wenn auch innerhalb der Population der Behinderten eine Subgruppen-Differenzierung vorgenommen wird. Auf inter-individueller Betrachtungsebene ist die Inhomogenität bei diagnostizierter Hauptbehinderungsform festzustellen und festzuhalten. So schließt dieser differentielle Blick eine vorzeitige Alterung

Heterogenität

mit früher Sterblichkeit für bestimmte Subgruppen keineswegs aus. Die Literatur hat dafür nicht nur ätiologische Ursachen ausmachen können, sondern auch korrelative Risikofaktoren, seien es Co-Morbiditäten oder Organfunktionsdefizite, seien es funktionelle Einschränkungen mit Blick auf die Möglichkeiten der selbständigen Alltagsführung.

Auch Defizite in der Förderumwelt spielen eine Rolle. So bedeutet Annäherung an die Altersstrukturprofile der Bevölkerung insgesamt nicht, dass die Abstände in der Lebenserwartung völlig angeglichen werden. Abstände bleiben bestehen, wiederum differenziert nach Subgruppen. Schätzungen (im Lichte einer insgesamt nicht guten Datenlage): Querschnittsdaten lassen vermuten, dass derzeit in Einrichtungen der Behindertenhilfe mehr als 15% aller behinderten Menschen >65% Jahre sind. In der Gruppe der geistig Behinderten muss mit einem Anteil von >10% im Alter von 65 Jahre u.m. gerechnet werden. Von diesen Anteilswerten abzugrenzen ist die Darlegung des Anteils Schwerbehinderter an den Altersgruppen der Bevölkerung im Vierten Bericht der Bundesregierung zur Lage der Behinderten, wonach 1995 über 25% der über 64jährigen in der Bevölkerung schwerbehindert sind. Dieser Behinderungsbegriff ist weiter als der Kern der hier (Schulz-Nieswandt & Kruse 2004) referierten Studien. Folglich sind nach dem Vierten Bericht der Bundesregierung zur Lage der Behinderten mehr als die Hälfte aller Behinderten über 65 Jahre alt (vgl. auch Hoffmann 2003). Insgesamt nimmt die Lebenserwartung zu, wenn die Betrachtung von komplexen, über geistigen, über seelischen zu körperlichen Behinderungsformen (Hedderich & Loer 2003) übergeht. Bei geistig behinderten Menschen kann eine Quote von <10% angenommen werden. Die Sterblichkeitsraten sind in der Lebensphase >60 Jahre hoch. Der Kontrast zur Restbevölkerung bleibt bestehen: 2001 waren 17,1% der Gesamtbevölkerung über 65 Jahre alt; 2050 werden es (nach der 10. koordinierten Bevölkerungsvorausberechung) je nach Zuwanderungsgeschehen zwischen 32.5% und 27.4% sein.

Behinderungsformen sind vielfältig

Sozialpolitische Schlussfolgerungen: (1) Es kristallisiert sich der sozialpolitische Interventionsspielraum durch eine

sozialpolitische Schlussfolgerung

soziale Förderkultur und durch die gesellschaftliche Umgangsweise mit behinderten Menschen insgesamt heraus. (2) Die steigende Lebenserwartung zwingt zu Innovationen in der Entwicklung passungsfähiger Wohn- und Lebensformen, einschließlich integrierter Versorgungs- und Betreuungsstrukturen. Beispiel: Durch hohe Häufigkeitswerte alzheimerähnlicher Erkrankungen bei über 50jährigen Down-Syndrom-Patienten wird hier die Risikolage des sehr hohen Alters der Restbevölkerung quasi kalendarisch vorgezogen.

8. Zentrale Problemkreise und Zukunftsfragen: Abgabenbelastungen und Daseinskompetenzen

Abgabenbelastungen

Es geht hier nicht darum, Beitragssatzentwicklungen zu prognostizieren oder darum, solche Prognosen zu diskutieren. Allein es wird zu einem Anstieg der öffentlichen Abgabenbelastungen kommen. Sofern die Produktivität hinreichend wächst, muss dies nicht mit einem rapiden Einbruch in dem Lebensstandard verbunden sein. Aber hier ist angesichts der Alterung und der sich abzeichnenden Bevölkerungsschrumpfung volkswirtschaftlich vieles noch nicht abzusehen. Das Gesicht der Gesellschaft wird sich deutlich verändern.

Veränderungsbedarf der Gesellschaft

Um die Aufgaben angemessen zu bewältigen, werden viele Rollenvereinbarkeitsfragen zu lösen sein, werden sich die Geschlechterverhältnisse verändern müssen, werden sich Arbeitszeitregime verändern müssen, werden sich auch die privaten Zeitverwendungsweisen hinterfragen lassen müssen, wird man in der Bevölkerung Fiskalillusionen abbauen müssen (Bildung, Autobahnen und Humanitätsstandards in Medizin und Pflege sind nicht – vor allem gleichzeitig – zum Nulltarif zu haben) usw. – insgesamt werden an dem Menschen der nächsten Jahrzehnte vermehrt Daseinskompetenzen abgefordert:

Daseinskompetenzen

Bildungs- und Leistungsbereitschaft im wirtschaftlichen Bereich, Gabebereitschaft und Bindungsfähigkeit im privaten Bereich, steuerbürgerliche und abgabenorientierte Bereitschaft zur Verantwortung im öffentlichen Bereich, relativer Gegenwartskonsumverzicht zugunsten der Vorsorge (längerer Zeithorizont der Bedürfnisbefriedigung),

9. Was ist mit Blick auf die Zukunft zu sagen?

Das Alter erwächst aus dem Prozess des Alterns. Im Lichte des Lebenslaufes der Menschen ist das Alter in seiner ausgeprägten Vielfalt der Formen rückgekoppelt zu den verschachtelten Prozessen von Bildungsentscheidungen, Familienbildungen und Nachwuchs, Erwerbsverläufen, Trennungen und Verlusten usw., die das Leben ausmachen. Die Forderung nach altersgerechten Lebens- und Wohnräumen ist daher kein isolierbares Phänomen der letzten Lebensphase (Grosshans 2001). In diesem Sinne ist Höffe zu zitieren (Höffe 2002, 200): „ Denn weder die Gesellschaft noch die Stadt von morgen dürfen lediglich ‚möglichst altengerecht' sein. Sie müssen auch den Bedürfnissen der Kinder und denen der Jugendlichen Raum lassen. Nicht zuletzt müssen sie für die Interessen der mittleren Generation und ihre vielfältigen Geschäfte offen bleiben." Höffe thematisiert hier mit Blick auf eine Ethik des Alter(n)s den Reziprozitätszusammenhang, den jede Gesellschaft, will sie funktionieren und zugleich gerecht sein, darstellt, als generationellen Überlappungszusammenhang. Ähnlich argumentieren Lüscher & Liegle (2003), die von Generationenpolitik sprechen – und dabei Alter, Familie, Bildung und Kinder als Politikfelder definieren, die aber eingebettet werden in die Generationenbeziehungen. Dann ist auch „Familienpolitik im Kern ‚Generationenpolitik'" (Lüscher & Liegle 2003, 217). Dabei kristallisiert sich auch bei den alten Menschen immer mehr der Wunsch nach „Intimität auf Distanz" heraus. Ohne Zweifel ist die Fertilitätsneigung eine Schlüsselproblematik geworden, da sich die Lebenserwartung dynamisch fortentwickelt. Rückt mit Blick auf das Generationengefüge die Betonung der Fertilität im komplexen Geschehen die bisherige und bislang auch ungelöste Vereinbarkeitsfrage vor allem in Interesse der Kinder und Mütter in den Vordergrund, so stellt sich im Zuge der demographischen Alterung schließlich noch eine zweite Form der Vereinbarkeitsfrage ein: die nach der Vereinbarkeit von Erwerbstätigkeit

Altern und Alter

Familienpolitik ist im Kern Generationenpolitik

Ethik

Fertilitätsneigung

Vereinbarkeitsfrage

und Pflege.

Fazit   Als Fazit ist festzuhalten: Alterspolitik ist Politik der Gestaltung der Gesellschaft. Gesellschaft ist immer ein Generationenzusammenhang. Alterspolitik integriert somit (vgl. Schulz-Nieswandt 2004) die Perspektive des Kindeswohles, die Gender-Politik, die Familienpolitik und die Beschäftigungspolitik. Es geht nicht isoliert um „das Alter", sondern um Altern, d.h. um eine Politik, die allen Menschen in den jeweiligen Phasen des Lebenszyklus ressourcenorientiert hilft, mit den Entwicklungsaufgaben, mit den An- und Herausforderungen im Lebenslauf zu Recht zu kommen.

Literatur

Altgeld, Th. (Hrsg.) (2003). Männergesundheit. Weinheim-München: Juventa

Barth, I. (2002). Hospizarbeit. Köln: KDA

Barth, M. (2002). Qualitätsentwicklung und -sicherung in der Altenpflege. München u.a.: Urban&Fischer

Baur, M.A. Ch. (2003). Geistige Behinderung und Gesellschaft: Down Syndrom und die gesellschaftliche Praxis in Familie, Ausbildungsinstitutionen, Beruf und Alter. München: UTZ

Blass, K. (2001). Die Kurzzeitpflege – Ein unverzichtbarer Bestandteil einer integrierten Versorgungskette. Saarbrücken: Institut für Sozialforschung und Sozialwirtschaft

Blonski, H. & Stausberg, M. (2003). Prozessmanagement in Pflegeorganisationen. Hannover: Schlütersche

BMFSFJ (Hrsg.) (2002). Vierter Bericht zur Lage der älteren Generation. Berlin.

Braun, G.E. (2003). Management vernetzter Versorgungsstrukturen im Gesundheitswesen. München: Universität der Bundeswehr München. Institut für Betriebswirtschaftslehre.

Breyer, F., Franz, W., Homburg S., Schnabel, R., Wille E. (2004). Reform der sozialen Sicherung. Berlin: Springer

Buchka, M. (2003). Ältere Menschen mit geistiger Behinderung. München-Basel: Reinhardt

Clasen, A. (2003). Qualitätszirkel in der Altenpflege. München u.a.: Urban&Fischer

During, M. (2001). Lebenslagen von betreuten Menschen. Eine rechtssoziologische Untersuchung. Opladen: Leske+Budrich

Etzel, B.S. (Hrsg.) (2003). Pflegediagnostik und Pflegeklassifikationssysteme. Stuttgart u.a.: Kohlhammer

George, W. & George, U. (2003). Angehörigenintegration in der Pflege. München: Reinhardt

Gordon, M. (2003). Handbuch Pflegediagnosen. 4., veränderte Aufl. München u.a.: Urban & Fischer

Grond, E. (2003/i.V.). Palliativpflege alter Menschen. Stuttgart u.a.: Kohlhammer

Grosshans, H. (2001). Wohnumfeld und Quartiersgestaltung. Für das Wohnen im Alter im Generationenverbund. Stuttgart: IRV Verlag

Grossmann, R. & Scala, K. (2002). Intelligentes Krankenhaus. Innovative Beispiele der Organisationsentwicklung in Krankenhäusern und Pflegeheim. Wien: Springer

Grunow, D. & Grunow-Lutter, V. (2000). Der öffentliche Gesundheitsdienst im Modernisierungsprozess. Weinheim-München: Juventa

Gültekin, J.E. & Liebchen, A. (2003). Pflegevisite und Pflegeprozess. Stuttgart u.a.: Kohlhammer

Haaf, H.-G. (2002). Gesundheitsökonomische Analyse der Vergütung mit Fallpauschalen in der medizinischen Rehabilitation. Die Rehabilitation 41, 14-30

Havemann, M. & Stöppler, R. (2004). Altern mit geistiger Behinderung. Grundlagen und Perspektiven für Begleitung, Bildung und Rehabilitation. Stuttgart u.a.: Kohlhammer

Hedderich, I. & Loer, H. (2003). Körperbehinderte Menschen im Alter. Lebenswelt und Lebensweg. Bad Heilbronn/Obb.: Klinkhardt

Höffe, O. (2002). Medizin ohne Ethik? Frankfurt am Main: Suhrkamp

Hoffmann, E. (2003). Menschen mit Behinderungen. Informationsdienst Altersfragen, hrsg. V. DZA. 30 (5), 13-15

Hohmann, J. (1998). Gesundheits-, Sozial- und Rehabilitationssysteme in Europa. Bern u.a.: Huber

Hollick, J. & Kerres, A. (Hrsg.) (2003). Pflegevisite. Stuttgart u.a.: Kohlhammer

Horlemann, J. (2002). Ganzheitliche Schmerztherapie in der Hospizbewegung Deutschlands. Stuttgart-New York: Schattauer

Husebö, St. & Klschnik, E. (2003). Palliativmedizin. Berlin: Springer

Irblich, D. & Stahl, B. (Hrsg.) (2003). Menschen mit geistiger Behinderung. Göttingen u.a.: Hogrefe

Jacobs, K. & Schulze, S. (2004). Systemwettbewerb zwischen gesetzlicher und privater Krankenversicherung: Idealbild oder Schimäre? GGW 4(1), S. 7-18

Kaufmann, F.-X. (2003). Varianten des Wohlfahrtsstaates. Der deutsche Sozialstaat im internationalen Vergleich. Frankfurt am Main: Suhrkamp

Keil, S. & Schröter, R. (2003). Mobile ambulante geriatrische Rehabilitation. Grafschaft: Vektor-Verlag

Klapper, B. (2003). Die Aufnahme im Krankenhaus. People-Processing, Kooperation und Prozessgestaltung. Bern u.a.: Huber

Klingenberger, D. (2001). Die Friedensgrenze zwischen gesetzlicher und privater Krankenversicherung. Regensburg: Transfer Verlag

Klose, J. & Schellschmidt, H. (2001). Finanzierung und Leistungen der Gesetzlichen Krankenversicherung. WIdO. Bonn: AOK, 2001

Koch, U. (2002). Trendwende zur ambulanten Rehabilitation? Die Rehabilitation 41 (2/3), 73-75

Köhler, F. (2002). Auswirkungen des DRG-Systems auf Anschluss- und Rehabilitationsbehandlung in Sydney, New South Wales, Australien. Die Rehabilitation 41 (2/3), 10-13

Kohl, J. (2003). Breite Zustimmung für Beibehaltung des Rentenniveaus auch bei steigenden Beiträgen. ISI 29 (Jan.), 1-6

Kojer, M. (Hrsg.) (2003). Alt, krank und verwirrt. Einführung in die Praxis der palliativen Geriatrie. 2. Aufl. Freiburg i. Br.: Lambertus

Kreimer, R. (2000). Möglichkeiten und Grenzen der geriatrischen Rehabilitation in einer autonomiefördernden Heimumwelt. Hannover: Schlütersche

Kruse, A. (2002). Gesund altern. Bd. 146 der Schriftenreihe des BMG. Baden-Baden: Nomos

Kruse, A., Gaber, E., Heuft, G., Oster, P., Re, S. & F. Schulz-Nieswandt. (2002). Gesundheit im Alter. Gesundheitsberichterstattung des Bundes. H. 10. Berlin: Verlag Robert Koch-Institut

Kruse, A., Knappe, E., Schulz-Nieswandt, F., Schwartz, F.-W. & J. Wilbers (2003). Kostenentwicklung im Gesundheitswesen: Verursachen ältere Menschen höhere Gesundheitskosten? Expertise, erstellt im Auftrag der AOK Baden-Württemberg. Heidelberg

Lüscher, K. & Liegle, L. (2003). Generationenbeziehungen in Familie und Gesellschaft. Konstanz: UVK

Mai, R. (2003). Die Alten der Zukunft. Opladen: Leske+Budrich

Maidhof, R. u.a. (2002). Der Barthel-Index: eine Alternative zum Begutachtungsverfahren in der Pflegeversicherung? Das Gesundheitswesen 64, 54-59

Maier-Riehle, B. & Schliehe, F. (2002). Der Ausbau der ambulanten Rehabilitation. Die Rehabilitation 41 (2/3), 76-80

Mühlbauer, B.H. (2004). Prozessorganisation im DRG-geführten Krankenhaus. Weinheim: Wiley - VCH

Neuhäuser, G. & Steinhausen, H.-Chr. (Hrsg.) (2003). Geistige Behinderung. 3., überarb. U. erw. Aufl. Stuttgart u.a.: Kohlhammer

Petsch, U., Sowarka, D. & Kotsch, L. (2002). Die Umsetzung des Betreuungsrechts in der Praxis: Ergebnisse aus der gegenwärtigen Fachliteratur. Regensburg: Transfer Verlag

Pfaff, H. u.a. (Hrsg.) (2003). Gesundheitsversorgung und Disease Management. Bern u.a.: Huber

Pleschberger, S., Heimerl, K. & Wild, M. (2002). Palliativpflege. Wien: Facultas

Renteln-Kruse, W.v. u.a. (2003). Präventive Hausbesuche durch eine speziell fortgebildete Pflegefachkraft bei 60-jährigen und älteren Personen in Hamburg. Zeitschrift für Gerontologie und Geriatrie 36 (5), 378-391

Rochell, B. & Roeder, N. (2002). DRGs als Grundlage der künftigen Krankenhausfinanzierung – Stand der Umsetzung und Einfluss auf die Rehabilitation. Die Rehabilitation 41, 1-9

Schimany, P. (2003). Die Alterung der Gesellschaft. Frankfurt am Main-New York: Campus

Schmeisser, W. & Bischoff, B. (2003). Neustrukturierung der drei Säulen des Alterssicherungssystems in Deutschland. München-Mering: Rainer Hampp

Schnee, M. (2002). Der Primärarzt nach dem Gesundheitsstrukturgesetz. Hamburg: Kovac

Schroeter, K.R. (2004). Zur Doxa des sozialgerontologischen Feldes: Erfolgreiches und produktives Altern – Orthodoxie, Heterodoxie oder Allodoxie? Zeitschrift für Gerontologie und Geriatrie 55 (1), 51-55

Schubert, D. (2003). Hospizarbeit im Krankenhaus: ein Tätigkeitsfeld Sozialer Arbeit. Münster: Lit

Schütte, Chr. (2002). Personzentrierte Kommunikation mit Sterbenden in der Hospizarbeit. Köln: KDA

Schulz-Nieswandt, F. (2002). Treffsicherheit in der Sozialpolitik. In Held, M. u.a. (Hrsg.). Normative und institutionelle Grundfragen der Ökonomik. Jahrbuch 1: Gerechtigkeit als Voraussetzung für effizientes Wirtschaften. Marburg: Metropolis, 279-299

Schulz-Nieswandt, F. (2003). Die Zukunft der Altenpflege im Strukturwandel des Gesundheitswesens. In Berghaus, H.C., Bermond, H. & Knipschild, M. (Hrsg.). Pflegestandards – Und wo bleibt der Mensch? KDA – Thema Nr. 183. Köln: KDA

Schulz-Nieswandt, F. (2003a). Herrschaft und Genossenschaft. Berlin: Duncker&Humblot

Schulz-Nieswandt, F. (2003b). Die Kategorie der Lebenslage – sozial- und verhaltenswissenschaftlich rekonstruiert. In Karl, F. (Hrsg.). Sozial- und verhaltenswissenschaftliche Gerontologie. Weinheim-München: Juventa, 129-139

Schulz-Nieswandt, F. (2004). Geschlechterverhältnisse, die Rechte der Kinder und Familienpolitik in der Erwerbsarbeitsgesellschaft. Hamburg: Lit Verlag

Schulz-Nieswandt, F. & Knappe, E., unter Mitarbeit von C. Kurscheid & D. Weissberger (2004): Vertragssystemwettbewerb im Gesundheitswesen (erscheint demnächst)

Schulz-Nieswandt, F. & Kruse, A. (2004). Lebenserwartung, Altersstruktur und Alternsformen behinderter Menschen. Expertise im Auftrag des Brüsseler Kreise/Josefs-Gesellschaft (erscheint demnächst)

Seitz, D. & Seitz, O. (2002). Die moderne Hospizbewegung. Herbolzheim: Centaurus

Skuban, R. (2000). Die Pflegeversicherung. Eine kritische Betrachtung. Wiesbaden: Deutscher Universitäts-Verlag

Stagemann, D. (2003). Investitionsförderung in der Pflegeversicherung. Zur Verfassungswirklichkeit der Länderregelungen zu § 9 SGB XI. Hamburg: Kovac

Strameyer, P. (2002). Das patientenorientierte Krankenhaus. Weinheim-München: Juventa

Ströbel, A. & Weidner, F. (2002). Ansätze zur Pflegeprävention. Rahmenbedingungen und Analyse von Modellprojekten zur Vorbeugung von Pflegebedürftigkeit. Hannover: Schlütersche

Vitt, G. (2002). Pflegequalität ist messbar. Auswirkungen des SGB XI auf die Qualität der ambulanten Pflege. Hannover: Schlütersche

Wasem, J., Greß, St. & Rothgang, H. (2003). Kopfprämien in der gesetzlichen Krankenversicherung: Eine Perspektive für die Zukunft? ZeS-Arbeitspapier Nr. 7. Zentrum für Sozialpolitik. Bremen

Wendt, C. (2003). Krankenversicherung oder Gesundheitsversorgung? Opladen: Westdeutscher Verlag

Wilkening, K. & Kunz, R. (2003). Sterben im Pflegeheim. Perspektiven und Praxis einer neuen Abschiedskultur. Göttingen: Vandenhoeck&Ruprecht

Wille, E. & Igel, Chr. (2002). Zur Reform der Beitragsgestaltung, insb. Der Pflichtversicherungsgrenze in der gesetzlichen Krankenversicherung – eine empirische Analyse. Köln: PKV

Wydler, H., Kolip, P. & Abel, Th. (Hrsg.) (2002). Salutogenese und Kohärenzgefühl. 2. Aufl. Weinheim-München: Juventa

IV. Rückblick und Ausblick auf eine Ethnologie der Medizin und Pflege

Schlüsselwörter und Themen:
Effiziente Medizinkultur – multi-professionelle Zentren – Kosteneffektivität – Systemtheorie – Ethnologie der Medizin und Pflege – Gender in der Praxis – SDM – „cultural turn"
in der Forschung

1. Rückblick

Anthropologisch (vgl. Kapitel I) fundiert sollte versucht werden, das Alter (epidemiologisch vgl. Kruse u.a. 2002 sowie Kruse u.a. 2003) deshalb als politische Herausforderung zu verstehen, da das wohlfahrtsstaatliche Altersklassensystem neu codiert, das ökonomische und moralische Gefüge der Gesellschaft als inter-generationeller Überlappungszusammenhang in kollektiver wie personaler Perspektive (zur lebenslagentheoretischen Fundierung vgl. Schulz-Nieswandt 2003a) neu definiert werden muss. Die sozialstaatlich regulierte Erwerbsarbeitsgesellschaft (dazu auch Schulz-Nieswandt 2004) steht angesichts der demographischen Dynamik (kollektive Alterung und Schrumpfung) und infolge makroökonomischer Ressourcenknappheiten vor der politischen Aufgabe, neue generationenspezifische Zumutbarkeiten zu artikulieren. Diesem Artikulationsprozess dienen Prozesse der Suche nach den Potentialen des Alters ebenso wie kollektive Versuche, mit der archetypischen Angst vor ökonomischer Armut und sozialer Ausgrenzung im Alter neuadjustiert umzugehen, gleichzeitig aber im Lichte des subsidiären Status der menschlichen Person die Schutzwürdigkeit des Alters zu betonen und im kollektiven Gedächtnis der Gesellschaft zu bewahren. Insofern folgte die Analyse in einigen Abschnitten dem neueren „cultural turn" in den Wirtschafts- und Sozialwissenschaften und begreift sich als Ethnologie des Sozialstaates (Schulz-Nieswandt 2003).

Alter, eine politische Herausforderung ein Zwischenfazit

Cultural turn in der Wissenschaft

***Versorgungs-
problematik***

Diese Herausforderungen des Alterns zeigten sich auch und insbesondere in der systematischen Analyse der Versorgungsprobleme im Gesundheitswesen. Hier bestehen ausgeprägte Potentiale der Risikoselektion, die neue Wege der Vergütung, der institutionellen Versorgung, aber auch neue kulturelle Haltungen in der Medizin und Pflege notwendig erscheinen lassen.

Das nachfolgende Schaubild 13 hilft, nochmals einen Überblick über behandelte Themenkreise in ihrer Verknüpfung zu bekommen.

Schaubild 13: Verknüpfung zentraler Themenkreise

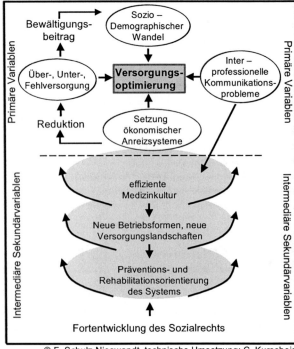

© F. Schulz-Nieswandt, technische Umsetzung: C. Kurscheid

Im Schaubild 13 steht die Optimierung (zur Optimierung durch Sozialrecht: Luthe 2001) der Versorgung im Mittelpunkt. Dieses Ziel steht unter Stress angesichts des soziodemographischen Wandels. Aber gerade deshalb muss es eine Aufgabe der Sozial- und Gesundheitspolitik sein, die Über-, Unter- und Fehlversorgungen zu minimieren, um einen ressourcenrelevanten Beitrag zur Bewältigung des soziodemographischen Wandels zu leisten. Die Setzung geeigneter ökonomischer Anreizstrukturen gehört hier ebenso zentral genannt wie die Überwindung bestehender und ausgeprägter interprofessioneller Kommunikationsprobleme. Damit sind die Hauptdeterminanten des Geschehens benannt.

Verknüpfung zentraler Themenkreise

Es kristallisieren sich noch eine Reihe von Sekundärdeterminanten und Intermediationen heraus. Allein die Bildung einer effizienten Medizinkultur, die sich aus der Verknüpfung geeigneter Anreizstrukturen und des Wandels des kommunikativen Haltungsstiles der Medizin mit Blick auf anderen Professionen ergibt, bedarf neuer Betriebsformen und Versorgungslandschaften, in denen sich die effiziente Medizinkultur wirksam implementieren kann. Verknüpft mit einer stärkeren präventiven und rehabilitativen Ausrichtung, was wiederum eine Fortentwicklung des Sozialrechts erforderlich macht, wäre eine Reduktion der Über-, Unter- und Fehlversorgungsphänomene im bundesdeutschen Gesundheitswesen und somit eine patientenorientierte Versorgungsoptimierung möglich.

effiziente Medizinkultur

Die Kapitel II und III waren von folgenden Basisrahmenthesen ausgegangen:

(a) Die Versorgungspfade älterer und alter Menschen sind von Über-, Unter- und Fehlversorgung geprägt.

(b) Das Hauptproblem sind inter-professionelle Kommunikationsprobleme berufskultureller Art, die allein durch Setzung ökonomischer Anreizstrukturen nicht zu überwinden sind.

Mit Blick auf die Versorgungssituation und mit Blick auf mögliche Empfehlungen zu den Rahmenbedingungen konnten mit Schwerpunkt auf die Rehabilitationsprobleme folgende Themenkreise skizziert werden:

Wandel von Betriebsformen und Versorgungslandschaften

Erster Themenkreis: „Versorgungsoptimierung durch Wandel der Betriebsformen und der Versorgungslandschaften". Hier drehte sich die Diskussion um die Analyse der neuen Steuerungsformen im SGB V in der Fassung des GMG (vgl. auch Schulz-Nieswandt, Knappe, Kurscheid & Weissberger 2004) mit Blick auf die Integrationsversorgung: Dabei wurde die Frage angerissen, ob und inwieweit der neue § 140a-d SGB V nunmehr verbesserte Möglichkeiten für integrierte Versorgung gerade für ältere und alte Menschen bietet, und zwar im Lichte von Gefahren der Risikoselektion in der Akutkrankenhausversorgung unter DRG-Regime-Bedingungen bei kurzer Verweildauer (Schulz-Nieswandt 2003b und 2003c). Die dabei zur Wirkung kommende Hypothese lautet: Vergütungsökonomisch gesehen führen Pauschalierungen zur Externalisierung schlechter Risiken (ökonomische Unattraktivität bei hoher geriatrischer Komplexität) und bedürfen daher der Entwicklung unbrüchiger Versorgungsketten – vor allem mit Blick auf die posthospitalen, extramuralen Versorgungsabschnitte. Nicht geklärt sind die Entwicklungschancen der Versorgungszentren (§ 95 SGB V) mit Blick auf die geriatrische Versorgung.

Versorgungszentren und Hausarztversorgung

Dabei müsste abgeschätzt werden, inwieweit hier – evt. im Zusammenhang mit der neu geregelten Hausarztversorgung gemäß § 73b SGB V – eine gerontologisch orientierte Team-Versorgung möglich sein könnte. Eine mögliche Hypothese wäre hier: Multidisziplinäre Zentren könnten die betriebliche Basis bieten für Fallkonferenzen zur Optimierung der Versorgungssituation des älteren bzw. alten Menschen und Baustein der Integrationsversorgung sein; so ließe sich beispielsweise die Hospitalversorgung optimieren.

Zweiter Themenkreis: „Reha-Empfehlungen und Reha-Einleitung unter den Bedingungen einer leistungsrechtlich und kostenträgerschaftlichen fragmentierten Sozialgesetzbuchordnung". Im Lichte der – in der Literatur bereits vielfach angeführten – allokativ widersinnigen Trennung der Budgets der Kranken- und Pflegekassen auf der Basis der epidemiologisch (verlaufsorientiert) problematischen Trennung zwischen akuter Erkrankung, chronischer Krankheit sowie Pflegebedürftigkeit sind Fragen zur rehabilitationsdiagnostischen Kompetenz des MDK sowie Fragen der Weiterleitung von Reha-Empfehlung angesprochen worden. Institutionenökonomisch war nur kurz angedacht, aber nicht diskutiert worden, ob nicht eine völlig andere Akteursanordnung optimaler wäre. So könnte eine Verknüpfung mit der Debatte zur Reform und Modernisierung des öffentliches Gesundheitsdienstes erfolgen. Eine Hypothese hier könnte lauten: Unter – einer aber noch ausstehenden – Abschätzung der Auswirkungen des SGB IX auf die medizinische Rehabilitation wäre über eine radikale Vereinheitlichung des auf Rehabilitation bezogenen Leistungs- und Kostenträgerschaftsrechts nach zu denken.

verlaufs-orientierte Verknüpfung der getrennten Sektoren

2. Ausblick

Im Ausblick dieser Einführung in die komplexe Thematik der Integrationsversorgung soll das Theorienniveau – mit Blick auf die wachsende Praxisnähe und wachsende normative Ausrichtung in der Abfolge der Kapitel I bis III – nochmals angehoben werden (vgl. Schaubild 1), um über eine Zusammenfassung hinauszugehen.

Dabei soll zunächst noch einmal hervorgehoben werden, dass die Einsparungserwartungen einer Politik der Integrationsversorgung keineswegs gesichert sind. In der Managementliteratur erhofft man sich zwar uno actu eine Qualitätssteigerung der Versorgung und eine höhere Wirtschaftlichkeit, ob damit aber auch sinkende Ausgaben verbunden sind, ist auf dem zweiten Blick gar nicht so sehr als gesichert angenommen. Die komplizierten Zusammenhänge versucht das nachfolgende Schaubild 14 darzulegen.

Qualitäts-steigerung und Wirtschaft-lichkeit

Dazu einige Erläuterungen. Kosten (K) und Qualität (Q) werden als Funktion der Integrationsversorgungsinvestition (IvI) verstanden: K,Q = f(IvI). Im Schaubild 14 werden drei Szenarien unterschieden: I, IIa/IIb sowie IIIa/IIIb. Die möglichen Szenarien infolge einer Tätigkeit im Sinne von IvI sind:

- Der Status quo (Stq) ist die Relation von Kosten (Kto) und Qualitätsniveau (Qto). Strategie I führt dazu, dass K konstant bleibt und Q steigt (Q*).

- Strategie IIa/IIb führt dazu, dass die Kosten sinken (K*) und Q konstant bleibt (Qto).

- Strategie IIIa/IIIb führt dazu, dass K steigt (K**), aber Q steigt überproportional (Q**).

Transaktionskosten

Es ist nicht unplausibel anzunehmen, dass Strategie I realitätsangemessen ist. Die Effekte der Strategie II sind zwar wünschenswert, müssen aber fraglich bleiben. Insbesondere dürfen die Transaktionskosten der Integrationsversorgung nämlich nicht vergessen werden. Im diesen Lichte wäre auch eine Strategie III möglich; dabei müsste mit Blick auf die hohen Qualitätseffekte (Q**) aber die Integration hochgradig gelingen. Insbesondere müssten große Entwicklungsschübe in Richtung auf eine kommunikative Medizin gelingen. Das wäre eine basale Voraussetzung.

Schaubild 14: Gesundheitskostenniveau, Integrationsinvestitionen und Qualitätsniveau

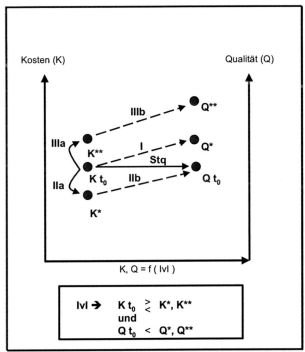

© F. Schulz-Nieswandt, technische Umsetzung: C. Kurscheid

Die beiden nachfolgenden Schaubilder 15 und 16 sollen die Probleme des komplexen Gesundheitswesens abschließend nochmals im Lichte eines ethnologischen Blicks beleuchten. Dazu ist das Schaubild 16 in drei Teilschaubilder (16a bis 16c) differenziert worden. Die ethnologische Sichtweise des Medizin- und Pflegebetriebes ist an anderer Stelle literaturbezogen intensiv aufgearbeitet worden (Schulz-Nieswandt 2003a).

*Ethno-
logischer
Blick*

Medizin als Funktionssystem

Schaubild 15 stellt eine systemtheoretische Hinführung zur Analyse der Medizin als Funktionssystem dar. Die systemtheoretische Sichtweise lässt sich auf viele gesellschaftliche Bereiche anwenden (vgl. Hellmann 2003) und begreift einzelne Formen der Gesellschaft als themenzentrierte Funktionssysteme der Kommunikation. Diese Funktionssysteme sind Teile der Gesellschaft, die sich von der Umwelt über einen Innen-Außen-Code – also binär – differenziert. Dadurch wird Gesellschaft überhaupt erst möglich; der binäre Code wird daher als transzendental bezeichnet. Der Innenraum der Gesellschaft beherbergt die einzelnen Funktionssysteme der Kommunikation, die selbst wiederum einem jeweiligen binären Codes folgen. Darauf wird noch in Schaubild 16 einzugehen sein. Die Funktionssysteme der Gesellschaft sind programmgesteuert; die Programme unterliegen ihrer eigenen sozialen Evolution in der historischen Zeit. Dies gilt gerade auch für die Medizingeschichte – aber auch für die Kunst, die Religion, die Wirtschaft etc., psychohistorisch auch für die menschliche Persönlichkeit. Die Programme stehen in Wechselwirkung zu Motiven als Systeme der Rechtfertigung, welche wiederum in Wechselwirkung zur Sphäre der Bedürfnisse und Interessen der Menschen stehen, vermittelt über die Apparatur der Psyche.

binäre Codes

Programme

Medizin ist ein kommunikatives Funktionssystem der Gesellschaft. Medizin versteht sich als angewandte Wissenschaft, definiert sich also über den binären Code von „wahr-falsch" und „heilen-kranksein/sterben". Es hat eigene Rechtfertigungssysteme und bezieht sich natürlich auf die Bedürfnisse und Interessen der Menschen.

Die Zusammenhänge werden sicherlich sogleich in der Abfolge der drei Teile des Schaubildes 16 verständlicher.

Schaubild 15: Gesellschaft als Form und Formen der Gesellschaft

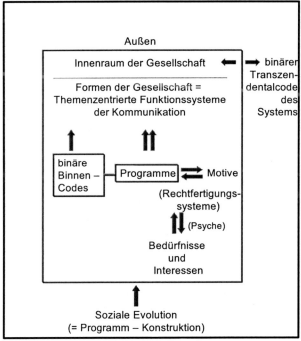

© F. Schulz-Nieswandt, technische Umsetzung: C. Kurscheid

Das Schaubild 16 greift auf der Grundlage der kurz dargelegten systemtheoretischen Sichtweise das Gesundheitswesen als eigenes Funktionssystem auf. Es ist ein System der Kommunikation. Und: Es ist polyvalent.

Polyvalenz

Die Grundstruktur der Problematik wird in Schaubild 16 a dargelegt. Es werden die binären Codes von Funktionssystemen expliziert, die im Gesundheitswesen – einerseits funktional arbeitsteilig, andererseits kommunikativ kooperierend – eng aufeinander bezogen sind, vor allem als multipro-

binäre Codes und Programme in der Medizin

professionelles Geschehen. Medizin folgt dem binären Code von Wissenschaft und trifft in der Diagnostik, aber auch hinsichtlich der Therapiepläne Entscheidungen nach dem dichotomen Muster „wahr - unwahr". Das eigentliche Programm ist Heilen. Es ist in seinen Rechtfertigungssystemen wissenschaftlich fundiert; und dies ist – unter den Rahmenbedingungen, die die qualitätsbewusste Preisökonomik einerseits und die auf Gerechtigkeit codierte humane Ethik andererseits setzen – psychisch auch tief in das Erwartungsselbstverständnis der Menschen eingelassen.

interprofessionelle Kommunikationsprobleme

Ein tiefliegendes Strukturproblem, das die Kommunikation zwischen der angewandten Wissenschaft der Medizin einerseits und der Pflege und Sozialarbeit andererseits so schwierig macht, ist die Differenz der jeweils inneren Handlungslogik: körperzentrierte maskuline Technik aus der Haltung affektueller Neutralität einerseits und auf die Seele bezogene mütterliche Sorge (Empathie: vgl. etwa Bischoff-Wanner 2002) andererseits. Der kommunikative Konflikt – die Kluft – zwischen Medizin und sozialen Berufen resultiert so aus den unterschiedlichen Logiken verschiedener Funktionssysteme, die eben von diesem Geschlechtermerkmals-Dualismus (dazu umfassend in Schulz-Nieswandt 2004) tief geprägt ist. Die ethnologische Literatur zu Medizin und Pflege als kulturell codierte Praxis der Behandlung und Versorgung (Schulz-Nieswandt 2003a) zeigt dies eindrücklich. Mit Verweis auf die hier angeführte Literatur (Schulz-Nieswandt 2003a und ders. 2004) darf auf die Darlegung der Vielschichtigkeit des Problems verzichtet werden.

Geschlechterdualismus

Dominanz der Medizin

Schaubild 16a deutet aber bereits an, dass in dieser Programmlogik der Medizin und ihrer hierarchischen Dominanz gegenüber den sozialen Berufen ein Kontrastprogramm zum Stil der integrierten Versorgung liegt. Insofern thematisieren die drei Teile des Schaubildes 16 die Problematik der Integrationsversorgung nochmals neu aus dem Blickwinkel einer ethnologischen Analyse, dabei auch ein Verständnis für die psychisch tief eingelassenen motivational strukturierten kognitiven Muster, die die sozialen Interaktionen antreiben.

Schaubild 16a: Gesundheitswesen als polyvalentes Funktionssystem: Grundstruktur

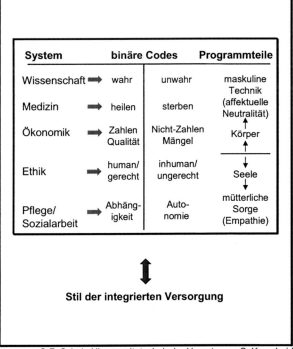

© F. Schulz-Nieswandt, technische Umsetzung: C. Kurscheid

Schaubild 16 b greift die soeben angedeutete Stilproblematik der integrierten Versorgung konstruktiv auf. Das Modell zentriert sich um die Konzeptidee der Shared Decis-

Stilproblematik der integrierten Versorgung

SDM

ion-Praxis in der Medizin (SDM: vgl. auch Scheibler 2004). Die Möglichkeiten der Arzt-Patienten-Kommunikation ist im Schaubild aufgespannt zwischen den Polen Paternalismus und Empowerment. Dabei sind die Übergänge fließend: Bedarfsorientierung, Management, Netzwerkorientierung, Qualitätsorientierung, Transparenzschaffung und Personenzentriertheit sind Dimensionen des abgestuften Kontinuums, stehen nicht in einem Widerspruch, sondern können durch innere Verknüpfungen andere Qualitäten eingehen. Im Spannungsfeld zwischen (populationsbezogener) Care-Orientierung und (individuumsbezogener) Case-Orientierung kann der Stil in der Arzt-Patienten-Interaktion Leistungssegmente wie Information, Interpretation und Beratung aufnehmen.

Schaubild 16 b: Gesundheitswesen als polyvalentes Funktionssystem: Stil der integrierten Versorgung

Stil der integrierten Versorgung

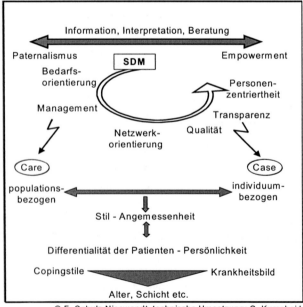

Die Frage der konkret-personalen und situativen Stil-Angemessenheit ist komplizierter als es die Konzeptidee einer post-paternalistischen Shared-Decision-Praxis in der Medizin zunächst nahe legen mag. Zu berücksichtigen ist nämlich die Differentialität der Patienten-Persönlichkeiten. Dies mag altersabhängig sein, also auf Kohorteneffekte verweisen; auch mögen Schichtunterschiede bestehen, die ebenfalls im sozialstrukturellen Wandel befindlich sind. Geschlechtsspezifitäten und ethische Differentiale sind ebenfalls ein Thema. Vor allem dürfte die Stil-Angemessenheit auch vom Copingstil der Patienten abhängen, was wiederum Korrelationen mit den bereits genannten Variablen aufweisen wird; schließlich dürfte die Passungsfähigkeit eines kommunikativen Stils in der sozialen Interaktion zwischen Arzt und Patient von der Schwere eines Krankheitsbildes und von der Entwicklungsphase einer Erkrankung abhängen. Wie auch immer. Schaubild 16 c soll deutlich machen, dass
– die implizite Geschlechterordnung des programmatischen Dualismus (Körper versus Seele und Technik versus Sorge) aus Schaubild 16a aufgreifend – die binär codierte Dichotomie von maskuliner Medizin (affektuell neutralistische und heroische Haltung) einerseits und femininer Pflege (Empathie und Social support) andererseits durch eine Orientierung an SDM auf der Grundlage eines kontextualisiertes biopsychosozialen Modells tendenziell überwunden werden kann und sollte.

personale Differentialität

differenzielle Copingstile

maskuline Medizin und feminine Pflege

Das SDM steht mit Blick auf die Aufgaben der medizinischen Behandlung, der emotionalen Verarbeitung, der Verhaltensänderungen und der kognitiven Konstruktionen outcomes-orientiert vor der Erwartung, ein Handlungsfeld zu strukturieren, in dem Therapiewahl, Empathie, Unterstützung und Information optimal vernetzt angeboten werden. Wenngleich jeder einzelne Akteur ein Bewusstsein von dieser Vier-Dimensionalität seiner kommunikativen Arbeit haben sollte, dürfte ein isolierter Akteur mit einer einschlägigen professionell-fachlichen Ausbildung überfordert sein, der Komplexität nachzukommen.

SDM

Schaubild 16c: Gesundheitswesen als polyvalentes Funktionssystem: Überwindung des hierarchisch-fragmentierten Paternalismus

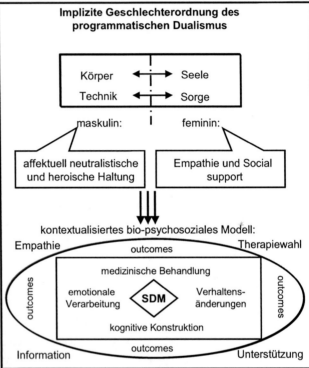

Überwindung des Paternalismus

© F. Schulz-Nieswandt, technische Umsetzung: C. Kurscheid

Teamorientierung

Daher resultiert aus diesen Überlegungen die Forderung nach einer grundsätzlich multi-professionellen Ausrichtung der Behandlung.

Mit all diesen Erörterungen, die mit Hilfe der Schaubilder 16 a bis 16 c im Lichte der systemtheoretischen Grundlegung des Schaubildes 15 dargelegt worden sind, knüpft die Analyse an die weiter oben (vgl. Kapitel II.4.) entwickelten Überlegungen zu einer effizienten kommunikativen Medizinkultur an.

effiziente kommunikative Medizinkultur

Der äußerst kritische – geradezu ketzerische – ethnologische Blick auf die Medizin und auf die Pflege ist natürlich nur ein selektiver, wenngleich konstitutiver Blick. Er bildet nicht die Komplexität des vielschichtigen Betriebes ab. So könnte man sich die Chef-Visite im Krankenhaus auch als fruchtbarer vorstellen (vgl. etwa Vogt 2003) als nur in der funktionellen Erschöpfung der sakralen, dramatisch inszenierten Reproduktion der heiligen Hierarchie des Medizinbetriebes; aber das ist eine Arbeit am Idealtypus; der Realtypus liegt weit (vgl. auch Hömke 2002) von einer derartigen Referenz einer effizienten, effektivitätssteigernden kommunikativen Medizinkultur entfernt. Pott (2004) entfaltet an der Palliativmedizin das Kontrastbild zur Medizin der rein technischen Bildern. Und er wirft dieser technischen Medizin vor, neben der Distanzierung vom Leiden des Patienten den Forschungsdrang, die merkantilen Vorteile, den Warencharakter zu akzentuieren. Inszeniert wird diese Medizin durch Prozesse, die an Analogiezauber und Fetischisierung des Bildes erinnern.[54] In dieses kritische Bild passt die These von Pfau (1998), wonach z.B. Scham in der Medizin weitgehend nicht thematisiert wird.

Ethnologie der technischen Medizin

3. Der „cultural turn" in der Sozialpolitikforschung

Das Thema einer tiefenpsychologisch fundierten Ethnographie des Medizinbetriebes leitet nunmehr über zu einem grundsätzlichen Blick auf das Sozialstaatsgeschehen. Abschließend sollen daher einige Grundüberlegungen zur moralökonomischen Grundlage der Sozialpolitik formuliert werden. Es geht um die Darlegung einiger Elemente einer Kulturanthropologie des normativ nachhaltigen Sozialstaates.

Kulturanthropologie des Sozialstaats

---

[54] Zur Medizinehnologie vgl. auch Greifeld (Hrsg.) 2003.

Diese ethnographische Perspektive hat starke Berührungspunkten mit den Theoremen gemischter Wohlfahrtsproduktion, die sich seit einigen Jahren in der sozialwissenschaftlichen Wohlfahrtsstaatsregimeforschung finden lassen, etwa auch als Thema „Familie als Teil der Sozialpolitik", wodurch vor allem Bezüge zu dienstleistungsökonomischen Feldern, etwa der Pflegeabsicherung gegeben sind.

nachhaltige Sozialpolitik

Während ein großer Teil des Themenkomplexes „nachhaltige Sozialpolitik" nach produktiven und reproduktiven Effekten der Sozialpolitik für die wirtschaftliche und soziale Entwicklung fragt, also im Prinzip externalitätstheoretisch argumentiert und dabei in zentraler Weise auch Aspekte der fiskalischen Nachhaltigkeit im Kontext der soziodemographischen und makroökonomischen Pfade anreizkompatibel berücksichtigt, wird nunmehr die Nachhaltigkeitsperspektive umgekehrt. Was sind die normativen

Sozialkapital

Grundlagen einer sozial akzeptierten Sozialpolitik und wie ist die normativ fundierte soziale Akzeptanz nachhaltig zu stabilisieren? Wie ist die kulturelle Einbettung zu verstehen als Sozialkapital einer wettbewerbsfähigen sozialen Marktwirtschaft?

„cultural turn": die kulturelle Einbettung der Reziprozität

Kulturelle Einbettung ist ein mikro- wie makroökonomisch wie auch mikro- und makrosoziologisch zentrales Thema in der empirischen Wirtschafts- und Sozialforschung geworden. Reziprozität ist ein aktuell seit einigen wenigen Jahren wieder breit aufgegriffenes „klassisches" Thema der Soziologie geworden. Die Entwicklung ist Teil eines „cultural turn" auch in der Sozialpolitikforschung, in der sich eine Fülle ethnographischer Studien (wie hier nun etwa zu Medizin und Pflege) häufen. Es geht hierbei um eine Mikroebenenforschung, etwa als Ethnographie des medizinischen Blicks, der Pflegerelationen in Einrichtungen der stationären Altenpflege, der (z.B. neo-puritanisch anmutenden) diskursiven und institutionellen Praktiken der Sozial- bzw. Arbeitsämter u.v.a.m (Maeder & Nadai 2004). Methodologisch erwächst der „cultural turn" auch aus der Erkenntnis der Grenzen z.B. der spieltheoretischen Mikrofundierung vieler Kollektivgutprobleme (in kognitiver, aber auch in motivationaler Hinsicht).

Sozialpolitik muss in ihren verschiedenen Strukturtypen (etwa Sozialhilfe versus Risikovergemeinschaftung in der GKV) hinsichtlich den impliziten kulturellen Voraussetzungen der Logik (Funktionsmechanismen) akzeptanzorientiert analysiert werden. Unter kulturellen Voraussetzungen sind motivational strukturierte kognitive Muster der Wahrnehmung und Interpretation sowie der normativen (z.B. gerechtigkeitsorientierten) Rechtfertigung zu verstehen. Eine zentrale Frage soll sein, ob es Korrelate der sozialpolitischen Strukturtypen gibt, die als Haltungstypen im Sinne der historisch-anthropologischen Mentalitätsforschung zu verstehen sind: Mit Blick auf vertikale und horizontale Formen der Sozialpolitik (steuerfinanzierte Sozialhilfe versus genossenschaftsartige Systeme der Hilfe auf Gegenseitigkeit) könnten sich ganz unterschiedliche Akzeptanzsysteme herausbilden.

Strukturtypen der Sozialpolitik

mentale Haltungstypen

Das ganze Thema kreist um verschiedene Formen der Reziprozität, des Spannungsverhältnis von Rationalität und Altruismus, der Differentiale individueller und kollektiver Zeithorizonte, der diskursiven Kulturabhängigkeit der soziale Konstruktion relevanter Externalitäten usw.

Die Problematik hat vor allem auch in der neueren Massenkommunikationsforschung einen Niederschlag gefunden, wenn es um die Frage der Generierung öffentlicher Bilder mit Blick auf Policy-Fragen geht: Agenda-Bildung, Karriere sozialer Probleme, massenmediale Generierung stereotypischer Wahrnehmungsmuster, die verhaltensrelevant sind (Geschlechter-, Alter-, Jugend, Migranten-, Armutsbilder etc.).

Bilder der Realität

Methodisch ist auf eine deutlich angewachsene empirische Literatur zur soziale Akzeptanz auf verschiedenen Aggregatsebenen (national, international vergleichend, Gesamtsicherungssystem, Teilsysteme sozialer Sicherung) zu verweisen. Methodenpluralismus herrscht vor. Ergänzbar ist diese Befundlage, die noch nicht hinreichend metaanalyschen Beurteilungen unterzogen worden ist, durch die Ergebnisse der experimentellen Ökonomik und Sozialpsychologie.

Empathie und Akzeptanz des Sozialstaates

Ein Desiderat der bisherigen – theorieorientierten – Aufarbeitung des Themas der kulturellen Einbettung der Sozialpolitik mit Blick auf normative Nachhaltigkeit ist die Berücksichtigung der entwicklungspsychologischen Grundlagen: Akzeptanzentwicklung durch gelingende Sozialisationsleistungen mit Blick auf Empathie, Bindungsfähigkeiten, Gabebereitschaften etc. Der „cultural turn" bedarf hier einer verhaltenswissenschaftlich relevanten psychodynamischen Fundierung. Diesen Zusammenhang wird man auch familien- und bildungspolitisch stärker als bislang vergewissern müssen. Insbesondere die Nachhaltigkeitsprobleme der Generationenverträge dürfte von den lebensweltlichen Erfahrungen verwandtschaftlicher Generationenbeziehungen abhängen. Diese wiederum dürften trotz aller Ambivalenz im Lichte der Befundelandschaft zumindestens bislang keine Anlässe für soziale Erosionsthesen geben.

Wohlfahrtsmix

Die Effektivität und Effizienz der Sozialpolitik hängt im Lichte dieser Ausführungen von zwei Grundlagen ab: (1) Kommt es zu einer optimale Passung im Mix von professioneller öffentlicher Sozialpolitik und den im engeren Sinne moralökonomischen Bausteinen der Wohlfahrtsproduktion (Familie und Verwandtschaft, Elemente des Dritten Sektors)? (2) Was glauben die Menschen über die Begründbarkeit und die Wirkung der Sozialpolitik? Hier meint kulturelle Einbettung die Akzeptanz moralökonomischer Gabebereitschaft in einem weiteren Sinne: Wie generieren sich „Bilder des Sozialstaates" mit Blick auf gleichzeitig effiziente und faire bzw. gerechte Interventionslösungen für soziale Fragen?

Bilder des Sozialstaates

Die Zukunft der Sozialpolitik hängt nicht nur von ihrer relativ investitionsorientierten Modernisierung ab, sondern auch von der nachhaltigen Bildung einer passungsfähigen „welfare culture".

Literatur

Bischoff-Wanner, C. (2002). Empathie in der Pflege. Bern u.a.: Huber

Greifeld, K. (Hrsg.) (2003). Ritual und Heilung. Eine Einführung in die Medizinethnologie. Berlin: Reimer

Hellmann, K.-U. (2003). Soziologie der Marke. Frankfurt am Main: Suhrkamp

Hömke, S. (2002). Kommunikation in Institutionen am Beispiel der Arzt-Patient-Kommunikation im Krankenhaus. Stuttgart: ibidem

Kruse, A., Gaber, E., Heuft, G., Oster, P., Re, S. & F. Schulz-Nieswandt. (2002). Gesundheit im Alter. Gesundheitsberichterstattung des Bundes. H. 10. Berlin: Verlag Robert Koch-Institut

Kruse, A., Knappe, E., Schulz-Nieswandt, F., Schwartz, F.-W. & J. Wilbers (2003). Kostenentwicklung im Gesundheitswesen: Verursachen ältere Menschen höhere Gesundheitskosten? Expertise, erstellt im Auftrag der AOK Baden-Württemberg. Heidelberg

Luthe, E.-W. (2001). Optimierende Sozialgestaltung. Bedarf – Wirtschaftlichkeit – Abwägung. Tübingen: Mohr Siebeck

Maeder, Ch.& Nadai, E. (2004). Organisierte Armut. Sozialhilfe aus wissenssoziologischer Sicht. Konstanz. UVK

Pfau, B. (1998). Scham und Depression. Ärztliche Anthropologie eines Affektes. Stuttgart: Schattauer

Pott, G. (2004). Der angesehene Patient. Stuttgart: Schattauer

Scheibler, F. (2004). Shared Decision-Making. Bern u.a.: Huber

Schulz-Nieswandt, F. (2000). Die Zukunft der medizinischen Rehabilitation gemäß SGB V und SGB XI im Kontext des Wandels des bundesdeutschen medizinischen Versorgungssystems. Zeitschrift für Gerontologie und Geriatrie 33 (Supplement 1), 50-56

Schulz-Nieswandt, F. (2003). Die Kategorie der Lebenslage – sozial- und verhaltenswissenschaftlich rekonstruiert. In F. Karl (Hrsg.). Sozial- und verhaltenswissenschaftliche Gerontologie. Weinheim-München: Juventa, 129-139

Schulz-Nieswandt, F. (2003a). Strukturelemente einer Ethnologie der medizinisch-pflegerischen Behandlungs- und Versorgungspraxis. Weiden-Regensburg: Eurotrans Verlag

Schulz-Nieswandt, F. (2003b). Sicherung der Dienstleistungsqualität des Krankenhauses für ältere und alte Menschen durch integrierte Versorgung auf der Grundlage der DRG-Finanzierung. In Büssing, A. & Glaser, J. (Hrsg.). Dienstleistungsqualität und Qualität des Arbeitslebens im Krankenhaus. Göttingen u.a. Hogrefe, 57-75

Schulz-Nieswandt, F. (2003c). Die Zukunft der Altenpflege im Strukturwandel des Gesundheitswesens. In Berghaus, H.C., Bermond, H. & Knipschild, M. (Hrsg.). Pflegestandards – Und wo bleibt der Mensch? KDA – Thema Nr. 183. Köln: KDA

Schulz-Nieswandt, F. (2004). Geschlechterverhältnisse, die Rechte der Kinder und Familienpolitik in der Erwerbsarbeitsgesellschaft. Hamburg: Lit Verlag

Schulz-Nieswandt, F. & Knappe, E., unter Mitarbeit von C. Kurscheid & D. Weissberger (2004): Vertragssystemwettbewerb im Gesundheitswesen (erscheint demnächst)

Vogt, M. (2003). Visite als Planungs- und Steuerungsinstrument in der Pflege und Therapie im Krankenhaus. Hamburg: Kovac

Verzeichnis wichtigster Internetquellen zum empirisch-statistischen Material

http://www.uni-koeln.de/wiso-fak/soposem/snw/startseite.shtml
Die Internetseite vom Seminar für Sozialpolitik, Universität zu Köln, Prof. Dr. F. Schulz-Nieswandt

http://www.gerostat.de/
Statistisches Informationssystem des Deutschen Zentrums für Altersfragen

http://www.destatis.de/
Statistisches Bundesamt

http://www.dza.de/
Deutsches Zentrum für Altersfragen

http://www.sozialerfortschritt.de/
Gesellschaft für Sozialen Fortschritt e. V.

http://www.sozialpolitik-aktuell.de/
Seite zum Lehrbuch Bäcker G., Bispink R., Hofemann K., Naegele G. Sozialpolitik und soziale Lage in Deutschland mit umfangreichem Downloadmaterial

www.bmgs.de
Bundesministerium für Gesundheit und soziale Sicherung

www.gkv.de
Arbeitsgemeinschaft der Spitzenverbände der gesetzlichen Krankenkassen

www.kbv.de
Kassenärztliche Bundesvereinigung

www.dkgev.de
Deutsche Krankenhausgesellschaft; Info's zur Krankenhausfinanzierung; umfangreiches Archiv

www.g-drg.de
Institut für das Entgeltsystem im Krankenhaus, Gemeinsame Website der Spitzenverbände der Krankenkassen, dem Verband der privaten Krankenversicherung und der deutschen Krankenhausgesellschaft, Kalkulationshandbuch; umfangreiches Glossar

www.aqs.de
Arbeitsgemeinschaft zu Förderung der Qualitätssicherung in der Medizin

www.aezq.de
Ärztliches Zentrum für Qualität in der Medizin (ÄZQ)

www.gesundheitsziele.de
Forum Gesundheitsziele Deutschland

www.ebm-netzwerk.de
Deutsches Netzwerk für Evidenz-basierte Medizin

www.wido.de
Wissenschaftliches Institut der AOK

www.bzga.de
Bundeszentrale für gesundheitliche Aufklärung

www.europa.eu.int
Mehrsprachiges Portal zu den Webseiten aller Institutionen, Agenturen und Organe der EU; amtliche Dokumente, Rechtstexte; Veröffentlichungen und Datenbanken; Informationen zur Gesundheitspolitik der EU

www.ncbi.nlm.nih.gov
Weltweit größte frei zugängliche Datenbank zu den Themen Biotechnologie, Medizin und Gesundheit

www.zbmed.de
Deutsche Zentralbibliothek für Medizin

www.who.int
Weltgesundheitsorganisation. Umfangreiches statistisches Datenmaterial, Gesundheitsthemen und Krankheiten von A-Z (Health topics), „World Health Reports" seit 1995 als Volltext

www.svr-gesundheit.de
Sachverständigenrat für die konzertierte Aktion im Gesundheitswesen

Stichwortverzeichnis

A
Abgabenbelastung 106
Alter (ns) 18, 25, 26, 30, 107, 115
   Ethik des 28
Alters
   -aufbau 7
   -bilder 22, 23
   -bilderforschung 24
   -sicherung 31, 32
   Formen des 22
   -grenzen 25
   -phase (vierte) 85
   -struktur 104
   -quotient 9
Alterung
   Verlaufsformen 87
   -sprozess 103
Ambivalenz 39, 94
Anthropologie
   medizinische 62
Ängste
   archetypische 40
Arztbilder 61

B
Begleitung
   medizinische 61
Behinderungsformen
   Vielfältigkeit 105
Beitragssatzentwicklung 35
Betriebsformen 64
   Wandel von 118
Bilder
   der Realität 131
   des Sozialstaats 132

Blick
   ethnologischer 121
BSHG 16

C
Chancenverteilung
   im Generationengefüge 20
Codes
   binäre 122, 124
Conditio humana 17
Copingstile
   differentielle 127
Crowding out 92
   Cultural turn 115, 130

D
Daseinskompetenz 106
Datendefizit 103
Demographischer Wandel 8, 94
Demokratien
   moderne 26
   Funktionieren von 29
„Der neue Arzt" 62
Dialogische Diagnostik 61
Differentialität
   personale 127
Diskurse
   kollektive 13
Doxa
   der Gerontologie 83
DRGs
   Effekte 65
   Wirkungsproblematik 53
   Auswirkungen von 95
   Auswirkungskreise 54
Dynamik des GMG 99

E

Eliten
    politische..............................35
Effekte
    Crowding out.......................92
    Theorie externer...................93
Empirie
    der Altersstrukturen...........104
    der Lebenserwartung.........104
Empathie................................132
Empowerment.........................24
Einbettung
    kulturelle........................91, 93
Ethik.....................................107
    des Alterns........................28
Ethnologie............................120
    der technischen Medizin.....129
Erwerbsgesellschaft..................32
EU
    -Recht..................................92

F

Familienpolitik.....................107
    Modernisierung der...........36
Fertilitätsneigung..................107
Förderrechte
    sozialstaatliche.....................37
Formen
    des Alters...........................22
Forschungslogik
    anthropologische..................2
Fortschritt
    technischer........................86
Funktionen
    der Alterssicherung..............32

G

Gabebereitschaft.....................27

Geburtenrate.............................9
„Geld folgt Leistung".................59
Gemeinsamer Bundesausschuss.......70
Generationen
    -beziehungen................88, 94
    -gefüge...............................20
    -politik..............................107
    -verträge............................32
    Zusammenleben der........19, 30
Gerechtigkeitskonzepte.............38
Geriatrie..................................56
Gerontologie
    Doxa der...........................83
Gerontokratie..........................31
Gerontophobie........................27
Geschlechterdualismen..........124
Gesellschaft............................18
    Veränderungsbedarf..........106
    moderne............................26
Gesundheitsausgaben......29, 49, 86
Gesundheitsquote....................15
Gesetzliche Krankenversicherung
(GKV).....................................33
    Konvergenz.......................90
GMG......................................71
    Potentiale..........................96
GMG 2004..............................66
Gruppenhandeln......................30

H

Haltungstypen.......................131
Hausarztversorgung..........67, 118
Heilserwartung........................34
Heterogenität........................104
Hilfebereitschaft
    intergenerationelle..............39
Homo
    - socialis............................17
    - culturalis.........................18

Stichwortverzeichnis

Humanmedizin 34

I
Inanspruchnahmeprofile 51
Interprofessionelles
Leistungsgeschehen 62
Integrierte Versorgung
   Stil 126
   Stilproblematik der 125

K
Kassenärztliche Vereinigung 70
Kennziffern
   statistische 14
Klinischer Alltag 62
Kognition 22
Kommunikation 59
Kommunikationsprobleme
   interprofessionelle 124
Kohorten
   der Nachkriegszeit 103
Kommunikative Medizin 59
Konflikte 39
Konservatismus 30
Krankenhaus 59
Krankenkassen 70
Krankenhaus
   -kapazitäten 70
   Öffnung zur ambulanten
   Versorgung 70
   Rolle 98
   Kommunikation im 59
Krankenversicherung
   Integration von Pflege-
   versicherung und - 101
Krankheitspanorama 52
Kulturanthropologie 129
Kulturelle Ökonomik 19
KVdR 15

KV'en 70

L
Lebensstile 86
Lebensalter
   drittes und viertes 83
Lebenserwartung 9, 104
Lebenslagen 17
Lebenslauf
   Prävention im 36
   Herausforderungen im 87
Lebenszyklus 24
   Herausforderungen im 87
Leistungsgeschehen
   Interprofessionelles 62
Liebe 39

M
Management
   von Patientenpfaden 53
   klinischer Pfade 58
MDK
   Reform 102
Medianwähler 31
Medizin
   als Funktionssystem 122
   Dominanz der 124
   Dynamik der 34
   maskuline 127
   kommunikative 59
   Programme der 124
Medizinische Begleitung 61
Medizinkultur 60
   neue 62
   effiziente 117, 129
   kommunikative 129
Menschen
   mit Behinderung 103

Moral hazard 27
Moralökonomie
  lebensweltliche 92
Moralökonomik 20
Motivation 22

N
Nachhaltigkeit 9, 31, 35
Normativ - rechtliche Vorgaben 48

P
Pareto – Optimum 29
Paternalismus 24, 128
Personaltität 27
Perspektiven
  differentielle 103
Pflege
  „gute" 60
  feminine 127
Pflegearrangement 84
Pflegebedürftigkeitsbegriff
  Validität 102
Pflegelandschaft
  veränderte 86
Pflegerisiko
  im Alter 83
Pflegeversicherung
  Integration von Kranken-
  versicherung und 101
PKV
  Konvergenz 90
  -Reform 90
  -RSA 17, 91
Polikliniken 98
Politik 17, 18
Polyvalenz 123
Preisbildungspolitik 93
Public choice-Theorie 28
Prävention im Lebenslauf 34, 36

Q
Qualität
  Förderung der 68
Qualitätsverlust 95
Qualitätssteigerung 119

R
Rational-choice 31
Rationierung
  Alternative zur 64
Reform
  MDK 102
Regelleistungsvolumina 71
Regulierung
  sozialer
  Dienstleistungsbereiche 89
Rehabilitationsdiagnostik 49
Ressourcen
  Umschichtung von 101
Reziprozitätsökonomik 2, 27
Reziprozität
  kulturelle Einbettung der 130
Risiken
  zukünftige 40
Risikolagen
  veränderte 87
Risikoprivatisierung 92
Risikoselektion 95
Riester – Rente 89

S
Salutogenese 38, 86
Sandwichsituation 9
Schutzrechte
  sozialstaatliche 37
SDM 126, 127
Sektoren 119

Stichwortverzeichnis

Seniorenanteil ... 29
Servicestellen ... 82
Setting - Ansatz ... 38
SGB
   SGB I ... 51
   SGB V § 140 a-d ... 66, 69
   SGB V § 73b und 73 c ... 68
   SGB IX ... 81
   SGB XI ... 16, 56, 58, 81
Sicherungslogik ... 20
Sicherstellungsauftrag ... 70
Solidarität ... 38
Sozialanamnese ... 101
Sozialbudget ... 14
Soziale Dienstleistungsbereiche
   Regulierung ... 89
Sozialkapital ... 130
Sozialpolitik
   Abbau ... 89
   nachhaltige ... 130
   Schlussfolgerungen ... 105
Sozialstaat ... 142
   Akzeptanz ... 30, 132
   Generationenverträge im ... 31
   Kulturanthropologie ... 129
Sozialstrukturen ... 86
Sozialversicherungssystem ... 88
Staatsquote ... 14
Standesgrenzen ... 62
Statuspassagen ... 24
Steuerung ... 66, 97
Strukturtypen ... 131

Substitutionseffekt durch
   Prävention ... 34
System
   -finanzierung ... 89
   politisches ... 20

T
Teamorientierung ... 128
Technischer Fortschritt ... 86
Transaktionskosten ... 120

U
Über-, Unter-, und
   Fehlversorgung ... 48
Überversorgung ... 84
Umlagefinanzierung ... 9
Umschichtung ... 101
Umverteilungseffekte ... 33

V
Veränderungen
   epidemiologische
      Gesellschaft ... 85
Vergütung
   in der Versorgungskette ... 100
Vergütungsformen
   Differenzierung ... 53
   pfadorientierte Komplex- ... 57
Verhalten ... 23
Verlaufsformen
   Alterung ... 87
Vereinbarkeitsfrage ... 107
Versicherte
   Rolle der ... 100
Versorgung
   ambulant ... 102
   bedarfsgerecht ... 50
   teamgeleitet ... 102
Versorgungs
   -aufgabe ... 85
   -problematik ... 116
Versorgungslandschaften ... 118

Versorgungspfad
    optimaler 101
Versorgungszentrum 67, 97, 118
Vereinbarung
    einzelvertragliche 67
Verweildauerverkürzung 54
Vertragssysteme
    neue 101
Vertragssystemwettbewerb 69

W
Wandel
    demographischer 8, 94
    sozialer 33
„Wer bekommt was und wie" 19
Wirtschaftlichkeit 119
Wohlfahrtsmix 26, 84, 91, 132

Z
Zivilgesellschaft 85
Zwei-Ebenen-Struktur 99